Fach-
buch
Klett-Cotta

ULRIKE BALKE-HOLZBERGER

Gesunder Rücken durch Zittern

Rückenschmerzen mit Faszien-Stress-Release lindern und auflösen

Klett-Cotta

Die digitalen Zusatzmaterialien haben wir zum Download auf www.klett-cotta.de bereitgestellt. Geben Sie im Suchfeld auf unserer Homepage den folgenden Such-Code ein: **OM98229**

Im Download: • Schmerztest zur Selbstdokumentation

MIX
Papier aus verantwortungsvollen Quellen
FSC® C083411

Zweite Auflage, 2022

Klett-Cotta
www.klett-cotta.de

Printed in Germany
Illustrationen: berger_design, Christa-M Berger, Solingen
Seite 128, 148, 182 Christine Lackner, Lackner-Design
S. 177 © fotolia by adobe©adimas
Cover: Bettina Herrmann, Stuttgart
unter Verwendung eines Fotos von © Adobe Stock/detailblick-foto
Gesetzt in den Tropen Studios, Leipzig
Gedruckt und gebunden von CPI – Clausen & Bosse, Leck
ISBN 978-3-608-98229-9

Bibliografische Information der Deutschen Nationalbibliothek
Die Deutsche Nationalbibliothek verzeichnet diese Publikation in der Deutschen Nationalbibliografie; detaillierte bibliografische Daten sind im Internet über http://dnb.d-nb.de abrufbar

Inhalt

Anhang

1. Einleitung

Kennen Sie Rückenschmerzen?

Sie haben Schmerzen: Rücken-, Schulter-Nacken- oder Kopfschmerzen. Warum eigentlich?

Vielleicht durch den langen unangenehmen Stress in der Arbeit oder durch Streitigkeiten in der Familie, die Sie mürbe machen. Oder durch Bewegungsmangel – das ständige Autofahren und Sitzen während der Arbeit. Oder durch eine Fehlhaltung, durch das stundenlange Schreiben an einem viel zu kleinen mobilen Gerät oder durch eine ergonomisch falsche Büroreinrichtung, oder Sie nutzen den höhenverstellbaren Tisch zu wenig. Durch die Gartenarbeit oder … Zwickt Ihr Gleitwirbel schon mal in stressigen Zeiten? Haben Sie Ihre Rückengymnastik vernachlässigt?

Die Frage, warum ich ständig Rückenschmerzen habe, ist ab einem gewissen Zeitpunkt nicht mehr relevant. Spätestens dann, wenn der Schmerz sich schleichend eingenistet hat, fast immer da ist und irgendwie gar nicht mehr aufhört. Dann will ich wissen: Was kann ich tun, damit der Schmerz geht – am besten dauerhaft?

Medikamente helfen vielleicht in den akuten Schmerzphasen. Endlich schmerzfrei und dadurch mobil und beweglich werden. Wie wunderbar sich der eigene Körper wieder anfühlt. Aber was ist, wenn die Schmerzen sofort wiederkommen, sobald Sie die Medikamente abgesetzt haben? Dann stellen Sie sich doch die Frage: Was kann ich außer Schmerzmedikamente nehmen denn selbst gegen die Rückenschmerzen tun?

Sie können etwas Schönes tun – Sie können zittern!

Einfach Zittern für einen gesunden Rücken ohne Schmerz!? Das klingt vielleicht im ersten Moment befremdlich und zu einfach – aber ich erkläre es Ihnen mit diesem Buch.

Jeder Mensch kann einfach zittern. Sie müssen es nicht lernen – nur lernen, es auszulösen und die selbstregulierende und heilende Wirkung dieser in uns angelegten genetischen Fähigkeit heilsam zu nutzen.

Die Faszien-Stress-Release-Arbeit (FSR) ist ein einfach anwendbarer Therapieansatz u. a. in der multimodalen Schmerztherapie. Auf sanfte und selbstregulierende Weise können Schmerzen gelindert, reduziert und sogar ganz aufgelöst werden.

FSR ist leicht erlernbar, extrem wirkungsvoll und problemlos in den Alltag zu integrieren.

FSR liefert erstmalig ein zusammenhängendes, plausibles und schlüssiges Erklärungsmodell, wie und warum neurogenes Zittern entsteht.

FSR gibt Antworten auf die Fragen, was auf körperlicher und seelischer Ebene im Körper passiert (Schmerzen, Unbeweglichkeit, Schlafschwierigkeiten, Leistungsabfall usw.).

Die FSR-Methode zeigt, welche Aufgaben die Faszien dabei haben und wie Sie dieses Wissen gezielt zur Selbstheilung durch Zittern einsetzen können.

Mit der FSR-Methode ist ein Unterbrechen des Schmerzes und damit ein Ausstieg aus der Schmerzspirale möglich!

FSR basiert auf drei Säulen, die ich in diesem Buch erkläre und zu denen ich Praxisanleitungen liefere:

1. Körperübungen
2. Neurogenes Zittern
3. Körperachtsamkeitsübungen.

FSR kann in der Schmerztherapie bei unspezifischen Rückenschmerzen festsitzende Stress- und Spannungsenergie in den Faszien durch die körpereigene Selbstregulationsfähigkeit, das neurogene Zittern, lösen – das ist einzigartig. Fast wie von selbst entsteht Bewegung. Gymnastische Vorübungen und Interventionen aktivieren und mobilisieren den gesamten Bewegungsapparat. Über das myofasziale Leitbahnensystem regen sie die häufig verhärteten und schmerzenden Regionen rund um die große Rückenfaszie und die Schulter-Nackenfaszie an. Darüber wird das neurogene Zittern ausgelöst. Ohne Anstrengung entsteht das Zittern als wohltuende Bewegung, die Sie selbstregulierend aktiv auslösen, dosieren und heilsam einsetzen können. Die myofaszialen Spannungszustände und die festsitzende Energie lösen sich Schritt für Schritt auf und lindern auf diese sanfte Art Ihre stressbedingten Körperschmerzen.

Das gesamte Fasziengewebe wird angesprochen und mobilisiert. Durch das neurogene Zittern werden vor allem auch solche verspannten Körperregionen erreicht und mobilisiert, die durch aktive Behandlungen wie durch einen Physiotherapeuten oder durch gezielte Gymnastik nur schlecht oder gar nicht erreicht und gelockert werden können. Experten schätzen, dass 40 bis 80 Prozent der tieferen Schichten des Fasziengewebes durch das neurogene Zittern angesprochen werden, die über den konventionellen Weg nicht erreicht werden können. Das ist ein enormes Potential für die Behandlung von Schmerzen und für Prävention und Verletzungsprophylaxe.

Die abschließenden Achtsamkeitsübungen integrieren die neuen und wohltuenden Körpererfahrungen und tragen verstärkend zur Schmerzreduktion bei.

Vermutlich machen Sie schon eine ganze Menge gegen Ihre Rückenschmerzen. Sie trainieren, turnen, gehen ins Fitness-Studio, zur Rückenschule …

Ich möchte Sie einladen, trotz Rückenschmerzen weiter in Bewegung zu kommen mit FSR-Übungen, die leicht und angenehm sind. Die wohltuenden, fröhlichen und heiter machenden positiven Körpererfahrungen stehen bei dieser Arbeit neben der Schmerzregulation im Mittelpunkt.

Ein bisschen Mut gehört dazu, sich auf Neues einzulassen, Mut zur Bewegung trotz Schmerz, Mut zum Zittern, gerade, wenn Sie schon viel probiert haben. Sie haben viel zu gewinnen, aber nichts zu verlieren. Starten Sie!

Dieses Buch habe ich vor allem für Betroffene geschrieben. Es ist für Menschen mit Rückenschmerzen, mit anderen Körperschmerzen aber auch für Menschen, die Stress haben oder andere alltägliche Probleme und natürlich für alle, die Lust auf Bewegung haben und neugierig geworden sind!

Auch für Physiotherapeuten, Osteopathen, Ärzte, Psychotherapeuten und Heilpraktiker bietet dieses Buch wertvolle Anregungen. Mit FSR haben Sie eine neue, einfach anwendbare, hochwirksame Methode zur Verfügung, die Sie Ihren Patienten zur eigenständigen und selbstverantwortlichen Durchführung empfehlen können. Sie haben damit eine weitere Antwort auf die häufig gestellte Patientenfrage: Was kann ich selbst denn noch tun?

Natürlich können auch Sie FSR nutzen, um sich von Ihrer Arbeit zu entspannen. Der hohe Anspruch, gute Arbeit machen zu wollen, in akuten Situationen die richtige Entscheidung zu treffen und richtig zu helfen, löst in allen Berufsgruppen, die sich um das Leid und die Probleme anderer Menschen, Kunden, Klienten oder Patienten kümmern, ein hohes Stresspotential aus. FSR kann Ihnen helfen, sich vor der Übertragung des Leids von anderen zu schützen, die professionelle Distanz zu wahren und umso besser Ihre Arbeit weiter gut zu machen.

Alle, die das Zittern ausprobieren wollen, können mit Hilfe dieses Buches eigenverantwortlich und selbstregulativ das neurogene Zittern wohldosiert und nützlich sofort einsetzen. 20–30 Minuten Zeit sollten Sie für das Ausprobieren einplanen. Ich möchte Sie einladen, ab heute Ihr bester eigener Zitterexperte zu werden.

Der erste Hauptteil des Buches ist der Praxisteil.

Zunächst erfolgt eine ausführliche Anleitung zu den Körperübungen, die dem Aufwärmen und Lockern, Mobilisieren und Dehnen sowie dem Spannungsaufbau dienen. Anschließend wird der Weg zum selbstbestimmten unwillkürlichen Körperzittern beschrieben. Die Zeichnungen stellen die Übungen und ihre Varianten Schritt für Schritt so dar, dass ein Soforteinstieg für den interessierten Leser möglich ist. Sie können gleich mitmachen und die wohltuenden Auswirkungen unmittelbar erleben.

Die abschließenden praktischen Übungen zur Körperwahrnehmung verfestigen und integrieren die neuen Körpererfahrungen. Praxis-

Tipps zu Atmung, eigene Interventionen und Liege-Positionen, Hilfsmitteln, Dosierungs- und Selbstregulationshilfen und ein Schmerztest zur Selbstdokumentation runden den Praxisteil ab.

Der zweite Hauptteil ist theoretisch orientiert und erklärt die Wirksamkeitsprinzipien der FSR-Arbeit. Funktion und Wirkungsweise der Faszien werden vorgestellt und die Ursachen und die Entstehung von stressbedingten unspezifischen Rückenschmerzen aufgezeigt.

Abschließend erfahren Sie, warum regelmäßige FSR-Übungen Rückenschmerzen lindern, reduzieren und auflösen und insgesamt die Beweglichkeit des Körpers erhöht und das seelische Gleichgewicht ausbalanciert wird.

2. Faszien-Stress-Release – Zittern gegen Rückenschmerzen

Was ist Faszien-Stress-Release?

FSR ist eine ganzheitliche Entspannungsmethode. Sie lindert und löst nachhaltig Rückenschmerzen und ermöglicht darüber hinaus eine Unterbrechung einer chronifizierten Schmerzspirale. Außerdem hilft sie bei der Reduktion und dem Abbau von Stress, Spannung und allgemeinen Körperschmerzen.

Sie beruht auf dem Prinzip der körpereigenen Selbstregulation: dem neurogenen Zittern. Dieser Vorgang ist in seinem Ursprung eine sehr alte biologische Schutzfunktion.

Unser Körper besitzt die Fähigkeit des unwillkürlichen Zitterns. Neurologische und physiologische Prozesse des menschlichen Körpers lösen die Stressenergie aus. Sie wird vor allem in den Faszien gespeichert, dem Bindegewebe, das den gesamten Körper durchzieht.

Der Schlüssel zu dieser sehr einfachen Entspannungstechnik ist das unwillkürliche Körperzittern. Schmerzen, Verspannungen, Stress und viele dadurch ausgelöste Reaktionen werden so einfach abgeschüttelt. Die Faszien werden spontan entladen – ohne große Anstrengung. Das Zittern ist das A und O für den Stressabbau.

FSR ist Hilfe zur Selbsthilfe. Sie können FSR jederzeit und ohne fremde Hilfe anwenden. Bei körperlichen Einschränkungen sollten Sie aber Ihren Arzt fragen, ob etwas gegen die Übungen spricht. (s. Kap. 2, S. 27)

Das neurogene Zittern wirkt ohne zu sprechen und ohne nachzudenken. Es wirkt bei allen Menschen gleich und unterstützt uns, die Verantwortung für das eigene Leben zu übernehmen. Wir fördern unseren Körper, seine selbstregulativen Fähigkeiten zu nutzen. Wenn eine gewisse Grundspannung im Körper abgebaut ist, hat unser Körper wieder Platz und Beweglichkeit. Grundgefühle, die zum menschlichen

Leben dazugehören, wie Angst, Wut, Scham oder Trauer können so besser integriert und verarbeitet werden.

Durch FSR entwickeln viele Menschen wieder ein stimmiges Körpergefühl. Sie fühlen sich mehr im eigenen Körper zu Hause. Dieses Gefühl stärkt unsere Widerstandsfähigkeit gegen Stress und Krisen – auch Resilienz genannt.

Die Körperübungen der Faszien-Stress-Release-Arbeit orientieren sich an zwei Prinzipien aus der Faszien- und Rückenschmerzforschung.

Prinzip 1: Der menschliche Körper wird durch ein Netzwerk, das aus Muskeln und Faszien besteht, umspannt. Die Myofaszialen Leitbahnen ermöglichen koordinierte und geschmeidige Bewegungen. (s. Kap. 6, S. 149)

Prinzip 2: In Bewegung kommen ist der wichtigste und nützlichste Therapieansatz bei chronischen unspezifischen Rückenschmerzen. (s. Kapitel 7, S. 187)

Die Körperübungen initiieren über die Ansprache der Leitbahnen einen gezielten myofaszialen Spannungsaufbau. Körperspannung wird aktiv aufgebaut, um anschließend einen myofaszialen Entladungszustand leichter auslösen zu können. Das folgende neurogene Zittern ist kontrollierbar und steuerbar. Fast unmittelbar spüren Menschen, die zittern, die entlastende, entspannende und wohltuende Wirkung.

Dabei spielt die Reihenfolge der Körperübungen eine eher geringe Rolle. Die Jahre der Praxis haben mir gezeigt, dass es für das Initiieren des Zitterns für einige Menschen hilfreich sein kann, zunächst eine Grundspannung aufzubauen. Es gibt viele Menschen, die auch ohne die gezielten Körperübungen das Zittern für sich auslösen und nutzen können. Das bestärkt das Prinzip der Selbstregulation – bei dieser Arbeit ist immer alles richtig – und macht die Anwendbarkeit der FSR-Methode noch einfacher. Fußballspieler z. B. müssen nach einem Trainingstag keinen Spannungsaufbau mehr betreiben. Bei ihnen geht es darum, in die Entladung und darüber in die Entspannung zu kommen. Meistens reicht eine symbolische Startübung im Liegen aus, z. B. die Froschposition (s. Kap. 4, S. 80 f.), damit Sportler direkt ins Zittern kommen.

In meinem ersten Buch »Zittern Sie sich frei« habe ich der Reihenfolge der Körperübungen noch eine größere Bedeutung beigemessen. Dies ist auf jeden Fall nützlich, aber es gibt darüber hinaus viele Wege, (s. Kap. 4, S. 101) um das Zittern aktiv auszulösen, die ich hier beschreibe.

Die vorbereitenden Körperübungen mobilisieren und lockern den gesamten Bewegungsapparat und dienen bei Rückenschmerzpatienten als leichtes Aufwärmtraining. Das zweite Prinzip der FSR-Arbeit: In Bewegung kommen, beginnt schon bei der ersten Übung und setzt sich bis ins Zittern fort.

Beim neurogenen Zittern wird überschüssige Energie aus den kontraktilen Zellen, die in allen Fasziengeweben enthalten sind, einfach gelöst. Das Besondere von FSR in der Schmerztherapie bei unspezifischen Rückenschmerzen ist, dass durch die gelöste Energie aus den Myofibroblasten im Fasziengewebe passive, selbstregulative Körperbewegungen entstehen. Fast wie von selbst mobilisiert, dehnt und lockert uns das Zittern und das in allen Schichten unseres Körpers. Während ich bei der Faszien- und Rückengymnastik oder beim Yoga aktiv Bewegungsenergie aufbringen muss, um mich in Bewegung zu bringen und zu dehnen, geschieht dies beim Zittern ganz ohne Anstrengung.

Das Training einer achtsamen Körperwahrnehmung hilft, die Aufmerksamkeit genau auf diese angenehmen körperlichen und seelischen neuen Erfahrungen zu richten. So werden die automatischen Schmerzgedanken unterbrochen.

Die Körperübungen, das neurogene Zittern und die abschließenden Körperachtsamkeitsübungen führen zu Entspannung, Erholung und Regeneration auf körperlicher und seelischer Ebene. FSR ist ein neuer, ergänzender, einfach anwendbarer und sehr wirksamer Therapieansatz in der Behandlung bei psychosomatischen Körperschmerzen, und er ermöglicht einen sanften Ausstieg aus dem Schmerzkreislauf.

Die Entstehungsgeschichte von FSR

Natürlich ist keine Arbeitsweise völlig neu – sie entsteht unter dem Einfluss und aus der Erweiterung von früherer Arbeit und Tradition, oft in einem anderen Zusammenhang. Das neue Wissen aus der Faszienforschung verknüpfe ich mit dem Wissen über die Wirksamkeit des Übens stressreduzierender Körperwahrnehmungstechniken. Ich berücksichtige einzelne Elemente aus der körperbasierten Traumatherapie, bringe es mit dem etablierten Wissen aus der Medizin und Stressphysiologie zusammen und habe daraus das aktuelle Erklärungsmodell der FSR-Arbeit und die Wirkungshypothesen abgeleitet. FSR spiegelt wesentliche Elemente, ist aber auch frei und hat einen eigenen Charakter. Ich habe die Terminologie in eine verständliche Sprache übersetzt und dadurch leicht lesbar auch für ein Laienpublikum gemacht. So können viele Menschen das Zittern hilfreich und eigenständig umsetzen und leicht in ihre alltägliche Körperarbeit oder in das Sporttraining integrieren.

Schon seit den 50er Jahren des letzten Jahrhunderts wird das neurogene Zittern als heilsame Körpereigenschaft beschrieben und genutzt. Die Gründungsväter der vorherigen Methoden haben Pionierarbeit geleistet. Sie bewerteten diese wunderbare Körpereigenschaft positiv und nutzten sie zur Heilung. Neurogenes Zittern hat niemand erfunden. Die Fähigkeit zur Selbstregulation ist in jedem Menschen genetisch angelegt: Jeder Mensch kann zittern.

Historische Wurzeln:

Wilhelm Reich, Psychoanalytiker, erwähnt das Zittern in seiner Arbeit der Orgontherapie.

Dr. Alexander Lowen, Arzt und Psychotherapeut, erweitert Reichs Ideen 1947 zur Bioenergetischen Analyse (BA), eine tiefenpsychologisch fundierte Körperpsychotherapie.

Peter Levine, Biophysiker und Psychologe, beschrieb das Phänomen Zittern und seine positiven Auswirkungen in den 1970er Jahren. Es entstand die Somatic Experiencing (SE), eine körperorientierte Traumatherapie.

Dr. David Berceli, ein internationaler Experte der Trauma- und Konfliktbewältigung, griff in den 1990er Jahren die Erkenntnisse von Levine auf und entwickelte in den USA die Marke »TRE. Tension, Stress and Trauma Releasing Exercises. Körperübungen für die Stress- und Trauma-Lösung«.

Historisch hat sich das »neurogene Zittern« in Nischenbereichen der körperbasierten Psycho- und Traumatherapie etabliert. Außerhalb dieses therapeutischen Umfeldes ist dieses Wissen wenig bis gar nicht verbreitet und wird selbst in der Stressprävention beziehungsweise in stressreduzierenden Verfahren und in der Schmerztherapie (Rückenschmerz) leider bisher nur selten genutzt. Die Anwendung dieser nützlichen Eigenschaft des Körpers bleibt dadurch vielen Menschen verschlossen.

Mit der Faszien-Stress-Release-Arbeit löst sich das Neurogene Zittern aus dem Nischendasein. Es ist für alle Menschen gedacht, die sich nicht traumatisiert fühlen, die keine Diagnose aus dem Bereich Trauma haben. Sie können ihr neurogenes Zittern selbst initiieren und durchführen, und sie benötigen dazu keine therapeutische Begleitung.

In der Sporttherapie wird FSR inzwischen als einfach anzuwendende Entspannungs- und Regenerationstechnik eingesetzt. Nach extremen körperlichen Stresserfahrungen und erlittenen Körpertraumata, wie sie z. B. nach einem Marathon oder Triathlon oder nach einem Fußball Endspiel incl. Verlängerung und einem Elfmeterschießen auftreten können, ist Zittern einfach wohltuend.

Wem hilft das Zittern?

Die Faszien-Stress-Release-Arbeit ist für eine große Zielgruppe von Menschen nützlich. FSR

- reguliert Stresssymptome, löst und lindert stressbedingte, myofasziale Körperschmerzen, Verspannungen und Ängste;
- dient bei Sportlern zur Regeneration und Verletzungsprophylaxe und führt zur Leistungssteigerung;
- reduziert und lindert Rücken-Kopf-Schulter-Nackenschmerzen, Schwindel und Tinnitus;
- reguliert Beschwerden einer Cranio-mandibularen Dysfunktion (CMD) im Hals- und Brustwirbelbereich und im Kiefer – die vor allem in der Altersgruppe der 20–40-Jährigen verstärkt auftreten;

- senkt Überlastungsgefühle und reguliert Schlafschwierigkeiten;
- erhöht die allgemeine Körperbeweglichkeit;
- stärkt das Immunsystem;
- fördert und trägt zur eigenen Gesundheitsprävention bei;
- ermöglicht die Unterbrechung einer ansteigenden Schmerzspirale
- und fördert vor allem die Resilienzfähigkeit.

In der Praxis beschleunigt FSR den therapeutischen oder Coaching-Prozess und führt in der physiotherapeutischen Behandlung bspw. beim Thema chronischer Schmerz und Angst zu nachhaltigen Verbesserungen. FSR lässt sich heute gut in die Sport- und Stressmedizin, in die Schmerztherapie, in die allgemeine Psychotherapie und ins berufliche Coaching integrieren.

In der multimodalen Schmerztherapie ist FSR sowohl für Bewegung als auch für Entspannung einsetzbar.

Die drei Bereiche der multimodalen Schmerztherapie:

- Medikamentöse Therapie
- Bewegungstherapie
- Verhaltenstherapie

Wenn das neurogene Zittern im Trauma-therapeutischen Bereich eingesetzt wird, benötigt es einen besonderen Kontext der Fürsorge.

Weitere Informationen unter: https://traumaprevention.com

Wie sieht Zittern aus?

Sehr unterschiedlich und vor allem einzigartig. So wie wir Menschen individuelle Persönlichkeiten sind. Ihr Körper reguliert und steuert das von selbst – deswegen ist jedes Zittern einzigartig richtig! Deswegen verwende ich in diesem Buch mehrere Begriffe, meist jedoch Zittern und Schütteln.

Beim Zittern gibt es

- große, kleine, wellige, fließende, zuckende
- pulsierende, schnelle und langsame

- kräftige und dynamische
- sanfte und weiche, flache, minimale
- diagonale, symmetrische und asymmetrische
- fließende und abgehackte Bewegungsarten und Verläufe
- und viele andere mehr.

Die Wirkung der verschiedenen Bewegungen beim Zittern ist bei jedem Menschen unterschiedlich. Große, zuckende oder ruckartige Bewegungen werden als wärmend, lösend und angenehm empfunden. Sie fühlen sich beim Schütteln wohl und glücklich. Beim nächsten Mal zittert der Körper genau so, aber das körperliche und seelische Empfinden dieser Körperbewegung kann ein ganz anderes sein.

Es gibt Vibrationen und Bewegungen, die von außen für andere nicht sichtbar sind – die dennoch vorhanden und wahrnehmbar, also real sind. Sie finden tief im Inneren des Körpers statt. Das kann ein Kribbeln in den Armen, Händen, Fingern, Füßen oder Zehen sein. Manchmal stellt sich ein wohlig warmer Zustand in den genannten Körperregionen ein. Dieses feine Kribbeln oder Vibrieren kann auch quer durch den ganzen Körper gehen, von Kopf bis Fuß. Viele Menschen erleben sich dabei sehr einheitlich: Alles ist irgendwie miteinander verbunden. Andere beschreiben es als warme Linie, die durch den Körper geht.

Das Zittern beginnt oberflächlich und/oder ganz tief im Inneren des Körpers, von außen nicht sichtbar, aber im Körper sehr klar wahrnehmbar. Große Körperbewegungen können in Folge der Spannungsentladung entlang einzelner Faszienlinien oder Muskelstränge erfolgen. (s. Kap. 6, S. 150 ff.)

Von dort aus kann der Impuls den restlichen Körper in Bewegung bringen.

Die Vielfalt von Körperbewegungen und Körperempfindungen, die Komplexität von Gedanken und Gefühlen dabei – oder das absolute Nicht-Erleben – alles ist in Ordnung. Alles hat seine Berechtigung und wirkt lösend und wohltuend.

Wichtige Hinweise

Die Medizin ist wie jede andere Wissenschaft ständigen Entwicklungen unterworfen. Forschung und klinische Erfahrung erweitern die Erkenntnisse. Die Inhalte dieses Buches sind sorgfältig recherchiert und von Experten begutachtet. Das Buch kann jedoch nicht die Beratung durch einen Arzt ersetzen. Bevor Sie also voller Euphorie mit dem Zittern beginnen, sollten Sie mit Ihrem Arzt besprechen, ob wirklich alle Übungen Ihrem persönlichen Rückenproblem gerecht werden.

Bei diesen akuten Beschwerden oder Diagnosen klären Sie bitte mit Ihrem behandelnden Facharzt und ggf. dem Physiotherapeuten im Vorfeld, ob die Vorübungen und das Zittern aktuell nützlich für Sie sind oder wie lange Sie ggf. pausieren sollten:

- Bei schwerwiegenden Grunderkrankungen
- Bei Epilepsie und Thrombosen
- Bei psychischen Erkrankungen, Schizophrenie und Psychosen
- Nach frischen Operationen und chirurgischen Eingriffen
- Nach Kieferorthopädischen Eingriffen, z. B. bei gesetzten Implantaten
- Bei akuten Sportverletzungen und frischen Wunden

Zittern und Schwangerschaft?

Wenn Sie schwanger sind, sprechen Sie zuerst mit Ihrem Arzt und entscheiden dann gemeinsam mit ihm, ob das Zittern für Sie zurzeit nützlich ist. Es gibt Berichte von Schwangeren und Müttern, die das Schütteln sowohl während der Schwangerschaft als auch bei der Geburt praktiziert haben und so Erleichterung erlebt haben.

Mögliche Kontraindikationen

- akute entzündliche Prozesse,
- akute Beschwerden am Bewegungsapparat,
- nicht abgeklärte chronische Beschwerden,
- schwerwiegende Allgemeinerkrankungen.

Ziehen Sie in diesen Fällen Ihren Facharzt zur Beratung hinzu.

3. Zittern will trainiert sein – die Vorbereitung

Die Vorübungen – Zielsetzung und Herkunft

Die FSR-Vorübungen unterstützen und lösen aktiv die genetisch vorhandene Selbstregulationskompetenz des Körpers, das unwillkürliche neurogene Zittern aus. Den Zittermechanismus, der dazu führt, dass die verspannten und schmerzhaften Rückenregionen entspannter, beweglicher und schmerzfreier werden.

Aufwärmen, lockern, dehnen Spannung aufbauen, und los geht es mit dem Zittern. Nach diesem Prinzip funktioniert das FSR-Trainingsprinzip, und die Vorübungen sind entsprechend ausgewählt. Die Übungskette orientiert sich an den klassischen vier Trainingsprinzipien der allgemeinen Fasziengymnastik:

A. Bewegen und Mobilisieren
B. Formen und Dehnen
C. Versorgen und Beleben
D. Spüren und Kommunizieren.

Diese Trainingsprinzipien unterscheiden sich, gehören aber zusammen. Auf diese Weise werden sämtliche Typen von Fasziengewebe, auch die in den tieferen Schichten und in übergreifenden myofaszialen Ketten stimuliert (vgl. Schleip 2014, S. 89).

Zur Vorbereitung des Zitterns findet ein einfaches, leichtes Aufwärmtraining statt. Muskel- und Fasziengewebe werden gelockert und gedehnt, bevor aktiv Spannung aufgebaut wird. Einige Vorübungen aktivieren und mobilisieren gezielt über das myofasziale Leitbahnensystem (S. 149). Andere Vorübungen mobilisieren die häufig verhärteten und schmerzhaften Rückenregionen rund um die große Rückenfaszie und Schulter-Nackenfaszie.

Eine zentrale Rolle bei den Vorübungen spielt der Psoas-Muskel

(s. Kap. 7, S. 176). Einige Übungen lockern, dehnen und mobilisieren ihn, andere setzen Spannungsimpulse an der Psoas-Muskulatur. Das Lösen der Spannungsenergie in der großen Rückenfaszie mobilisiert den Psoas-Muskel, die dort gelöste Energie mittels neurogenen Zitterns löst unwillkürliche Bewegungen aus, die in den Ober- und Unterkörper übergehen. Das ist die Absicht der Faszien-Stress-Release Arbeit, regelmäßiges Training und Zittern beansprucht und entlastet das Fasziengewebe gleichzeitig. Probleme des Bewegungsapparates können zitternd behoben werden.

Zittern können wir. Das müssen wir nicht lernen – doch wir müssen es uns erlauben. Was wir wieder erlernen müssen, ist Vertrauen. Unserem Körper vertrauen und erlauben, das Zittern im Körper entstehen zu lassen. Am einfachsten gelingt es, wenn wir uns dabei freundlich und wohlwollend begegnen.

Woher kommen die Übungen?

Die grundlegenden Übungen, die in Kapitel 4 beschrieben werden, stammen aus der altindischen Gymnastik – Yoga, Qigong, Tai-Chi und weiteren asiatischen Künsten. Aus dem Bewegungskonzept des funktionellen Trainings stammen darüber hinaus Dehn- und Mobilisationsmöglichkeiten für den Stressmuskel Ileo Psoas – den Hüftbeugemuskel. Das Wissen über die Faszien ist in den letzten Jahren in viele Sport- und Therapieprogramme eingeflossen. Damit können heute »alte« Übungen in ihrer Wirkungsweise erstmalig interpretiert und gezielt eingesetzt werden.

Die FSR-Übungen sind in enger Zusammenarbeit mit Orthopäden, Sportwissenschaftlern, Physiotherapeuten, Schmerztherapeuten und Osteopathen ausgewählt und angepasst worden. Sie folgen der Wirkungshypothese, dass über die gezielte Mobilisation entlang der myofaszialen Leitbahnen die dort überschüssige gespeicherte Stressenergie gezielt mobilisiert und besser gelöst wird und darüber der Körper in passive Bewegung kommt. Ganz einfach, fast wie von selbst.

Jeder Mensch kann zittern.
Sie müssen es nicht lernen. Sie können es!
Sie geben einen Startimpuls und lassen Ihren Körper einfach machen.
Der Körper weiß, was gut für ihn ist. Vertrauen Sie ihm.
Die FSR-Übungen stoßen lediglich den in uns genetisch angelegten Selbstregulationsmechanismus an und ermöglichen so einen körpereigenen Heilungsprozess.

Wichtig ist, dass Sie sich zu jedem Zeitpunkt wohlfühlen und ein Gefühl von Sicherheit für Sie wahrnehmbar ist. Was Sie im Moment erleben, soll angenehm für Sie sein und vor allem keine neuen Schmerzen auslösen. Ihr Körper schüttelt, und Sie sind in Ihrer Gedankenwelt unterwegs. Es fallen Ihnen alte Situationen ein, es tauchen Erinnerungen auf, die Sie mit dem aktuellen Schütteln verbinden. Ihre Gedanken sind aber vielleicht gerade bei der Planung eines neuen Projektes, oder Sie überlegen, was Sie gleich einkaufen müssen, um das Abendessen zuzubereiten. Das ist alles in Ordnung.

Ihr Körper schüttelt, und Sie sind in Ihre Gefühlswelt eingetaucht. Unterschiedlichste Gefühle können beim Üben entstehen. Egal welcher Art sie sind: Ist Ihr Erleben mit den Gefühlen für Sie angenehm? Manchmal kann Traurigkeit oder das Gefühl von Ärger und Wut sehr entlastend sein. Endlich kann ich es spüren, dem Gefühl Ausdruck verleihen, ihm Platz geben. Wenn es nicht so ist, dann nehmen Sie dies wahr und verändern Sie die Position Ihres Körpers so, dass es wieder angenehm wird.

Oder ihr Körper schüttelt, und Sie beobachten ihn dabei. Sie sind in der Körperbeobachtung. Sie fühlen, was gerade passiert. Manchmal kann das eine oder andere sich schnell abwechseln. Oder Sie machen keine emotionalen Erfahrungen und fühlen nach den Übungen eine tiefe angenehme Entspannung. Auch das ist wunderbar und völlig in Ordnung. Egal auf welcher Ebene Sie sich befinden – vielleicht können Sie es nicht so klar zuordnen, wie ich es gerade grob skizziert habe –, auf den körperlichen Prozess hat das im Moment keinen Einfluss.

Das Prinzip der absichtsvollen Absichtslosigkeit

Bevor Sie starten, stellen Sie sich bitte die Frage: Wozu möchte ich das Zittern für mich nutzen, was möchte ich lindern, auflösen, optimieren, verändern oder erhalten? Welche Absichten verfolge ich? Erst wenn Sie sich diese Fragen klar beantwortet haben, gilt das Prinzip der achtsamen Absichtslosigkeit. Bei FSR heißt das: aufhören mit dem Wollen. Sie sollten sich nicht vornehmen, hier oder dort zu zittern, sondern Ihren Körper einfach machen lassen. Ihr Körper macht das absolut Richtige, in jedem Augenblick. Entwickeln Sie Vertrauen, lassen Sie sich ins Staunen versetzen. Möglicherweise entdecken Sie bei dieser Arbeit alte Gedanken oder Verhaltensmuster, etwa:

»... *Wenn* ich mich anstrenge, *dann* bringt es etwas ...«

»... ich habe solche Schmerzen, die sollen sich auflösen ..., nur deswegen tue ich diese Arbeit ...«

»... jetzt schüttelt mein Körper ganz woanders als dort, wo ich es haben wollte ...«

Von solchen (möglicherweise tief verankerten) Denkmustern sollten Sie sich lösen.

Vielleicht stellen Sie nach dem Üben fest, dass es auch ohne diese Absichten zu einer angenehmen Veränderung kommt – wie von selbst. Der Körper bestimmt den Takt. Er weiß, was an dieser Stelle für Sie nützlich ist, was Sie zulassen können, was gerade in diesem Moment das Beste für Sie ist. Nicht Sie müssen reflektieren, analysieren und dann sorgfältig entscheiden, nach dem Prinzip »... *wenn – dann* ...«, sondern Sie dürfen einfach aufhören zu denken und es Ihrem Körper überlassen, was er gerade für gut befindet. Das heißt auch, sich von eigenen Vorstellungen und Konzepten ein Stück weit zu lösen und dem eigenen Körper zu vertrauen.

> Es ist eine willentliche Entscheidung, nicht zu wollen.
> Dieser freie Wille bringt uns dazu, diese Körperarbeit zu machen, er setzt den Prozess in Gang, und dieser freie Wille kann diesen Prozess jederzeit stoppen, dosieren, regulieren und jederzeit unterbrechen.

Experimentieren Sie an dieser Stelle mit sich selbst. Wann und wie lange kann ich mich bei dieser Körperarbeit einfach dem Prozess, dieser körperlichen Erfahrung überlassen? Wo entstehen Absichten, Impulse, diesen Prozess zu kontrollieren und ihn zu beeinflussen – ihn anders haben zu wollen? Es ist wunderbar, wenn Sie das erkennen und wahrnehmen – freundlich und achtsam, absichtslos. Jetzt können Sie entscheiden: Handeln Sie nach diesen Impulsen, oder entscheiden Sie sich dafür zu beobachten, was passiert, wenn Sie nicht gegensteuern? Das kann eine neue und unglaublich wertvolle Information für Sie sein. So können Sie sich auch wieder ein Stück weit besser kennen lernen. Sie können sich beobachten und herausfinden, was beim Schütteln passiert: Was passiert, wenn Sie Absichten verfolgen, was, wenn Sie versuchen eine bestimmte Form des Schüttelns zu realisieren? Wie fühlt sich das in Ihrem Körper an? Probieren Sie es aus.

Im Kapitel 4 »Interventionen« (S. 84 ff.) lade ich Sie ausdrücklich dazu ein, Ihre Absichten zu verfolgen. Leichte Übungen können helfen, die eigene Zitterpraxis so zu beeinflussen, dass Rücken- und Schulter-Nackenschmerzen sich leichter lösen.

Manchmal haben wir schon absichtsvolle Gedanken oder Gefühle, bevor wir mit den Übungen beginnen. Sie erleben das Gefühl von Vorfreude (»Oh ja, heute Abend schüttle ich und dann geht es mir besser, dann sind die Rückenschmerzen weg.«). Oder Sie stellen fest, dass Ihre Übungszeit an der Reihe ist und Sie plötzlich jede Menge andere Dinge zu tun haben: Sie machen alles andere, nur um nicht zu schütteln. Auch das kann spannend sein – was passiert hier? Halten Sie einen Moment inne, atmen Sie ein paar bewusste Atemzüge und stellen Sie sich die Frage erneut: »Was hält mich davon ab zu schütteln?« Egal welche Antworten Sie erhalten (vielleicht erhalten Sie auch keine klaren Antworten), nehmen Sie sie freundlich und wohlwollend zur Kenntnis. Überlegen Sie, ob Sie diesem Impuls von Erkenntnis oder Nicht-Erkenntnis folgen wollen, oder ob Sie einfach mit den Übungen anfangen möchten. Nach dem Motto: »Mal schauen, was jetzt passiert. Wie es mir dabei geht, wie es mir danach geht!« Freundlich – absichtslos.

Jegliches Zittern und alle damit verbundenen Erfahrungen sind immer richtig. Sie müssen sich zu keinem Zeitpunkt anstrengen. Diese zusätzliche Spannung oder Anstrengung können Sie ganz bequem loslassen. Das Prinzip der absichtsvollen Absichtslosigkeit hilft Ihnen, noch müheloser, leichter und einfacher körperliche Entspannung zu erleben.

Die Vorbereitung des Übens

Eine Wohlfühlatmosphäre schaffen

Damit Sie beginnen können, brauchen Sie einen Boden und eine Wand – mehr nicht. Sie sollten diese Orte bequem und angenehm gestalten. Sinnvoll ist bequeme Kleidung (tragen Sie bitte keine Bluejeans, da diese an einer hellen Wand abfärben können), eine weiche Unterlage, etwa eine Yogamatte oder eine Isomatte, ein weicher Teppich, ein Kissen und vielleicht auch eine Decke, wenn Sie nach dem Schütteln frieren sollten oder es sich einfach wohlig anfühlt.

Der Raum

Wenn Sie mit anderen Menschen zusammenleben, eine Familie, einen Partner oder eine Partnerin haben, mit Kindern leben oder Ihre Eltern oder andere Angehörige versorgen, dann achten Sie unbedingt darauf, dass Sie ungestört Ihre Übungen machen können. Vereinbaren Sie feste Zeiten, in denen Sie die Tür des Raumes schließen, in dem Sie gleich üben werden.

Vielen ist es angenehmer, allein und ungestört die Übungen zu machen, da es Partner oder Kinder komisch, lustig und ungewohnt finden, Sie so zu sehen. Sie können das alles natürlich auch in Ihr familiäres Leben integrieren – je nachdem, wie aufgeschlossen Ihr Umfeld ist. Schütteln Sie mit Ihren Kindern oder Ihrem Partner. Achten Sie dabei darauf, dass alle genügend Platz haben. Es kann eine wunderbare Erfahrung sein, mit anderen Menschen zu zittern.

Der Platz an der Wand

Suchen Sie sich eine Wand oder eine Tür, an der Sie genügend Platz neben sich haben. Als Faustregel gilt: einmal die Hände über dem Kopf ausstrecken und jeweils zu den Seiten absenken. In diesem Gebiet sollte es nach Möglichkeit nichts geben, was Sie berühren könnten.

Ein sicheres und rutschfestes Stehen ist bei den Übungen an der Wand wichtig. Sie verringern unnötige Haltespannung und können sich voll und ganz auf Ihre Körpererfahrung konzentrieren. Sie sind nicht damit beschäftigt, auf ein mögliches Wegrutschen zu achten. Wenn Sie die Übungen zu Hause machen, testen Sie vorher, wie Sie sich eine sichere und rutschfeste Position gestalten. Sie können es barfuß auf Holzboden oder Laminat probieren oder auch Stopper Socken tragen. Vielleicht haben Sie eine Yogamatte – diese können Sie mit oder ohne Socken gut für die Vorübungen nutzen und anschließend auch für das Schütteln an der Wand verwenden. Ein Teppichgitter als rutschfeste Unterlage (die Sie auf Holz, Teppichboden oder PVC-Belägen auslegen können) ist für die Übungen an der Wand eine einfache und günstige Variante. Schneiden Sie sich ein solches Gitter großzügig zu, 80 cm breit, 100–120 cm lang. Es ist auch gut für die Reise geeignet – so ein zusammengefaltetes Teppichgitter passt in jedes Handgepäck.

Ein Gymnastikball (verschiedene Größen und Festigkeiten) oder ein alter Fußball, aus dem Sie so viel Luft rauslassen, bis er angenehm weich für Sie ist, kann ebenfalls hilfreich sein. Der Ball im unteren Rücken ist nützlich, wenn die Wand sehr kalt ist oder Sie dadurch mehr Freiheit im Oberkörper bekommen, da Sie aufgrund des Abstandes nicht mehr so dicht mit dem Rücken an der Wand lehnen. Wenn Sie den Ball verwenden, achten Sie darauf, dass Sie sicher stehen; vermutlich müssen Sie mit den Füßen etwas weiter weg von der Wand, um wieder die gleiche Belastung in Ihre Oberschenkel zu bekommen.

Das Liegen auf dem Boden

Suchen Sie sich einen Platz auf dem Boden, auf dem Sie genügend Platz haben und machen Sie sich es bequem und entspannt. Als Faustregel gilt hier das Gleiche wie an der Wand: einmal die Hände über dem Kopf ausstrecken und jeweils zu den Seiten absenken. Das Gleiche gilt für die Beine. Einmal die ausgestreckten Beine kreisförmig öffnen. In diesem Gebiet sollte es nichts geben, was Sie anstoßen könnten.

Nutzen Sie eine Matte, eine Decke oder einen weichen Teppich, so dass Sie die Übungen und das anschließende Schütteln gut und bequem in der liegenden Position durchführen können. Achten Sie auch auf dem Boden auf eine sichere und rutschfeste Fußposition. Wenn Sie die Füße aufstellen, sollten Sie einen festen und sicheren Halt haben. Nutzen Sie entweder die Matte dazu, auf der Sie liegen oder legen Sie sich das rutschfeste Teppichgitter unter. Probieren Sie es vor den Übungen einfach aus.

Wenn Sie sich auf den Boden legen, sollten Sie so entspannt und bequem wie möglich liegen. Nutzen Sie Handtücher für den Lendenbereich, wenn Sie dort Schmerzen haben. Doppelt oder vierfach gefaltet und unter den unteren Rücken gelegt macht das Handtuch das gerade und entspannte Liegen auf dem Boden für Menschen mit einem Hohlkreuz oder Rückenleiden angenehmer. Nutzen Sie ggfs. auch ein Kopfkissen oder eine kleine Nackenrolle.

Das Zittern aktiv unterbrechen und beenden

Grundsätzlich gilt: So, wie Sie den unwillkürlichen Prozess des Schüttelns aktiv auslösen können, können Sie ihn jederzeit auch aktiv unterbrechen und beenden. Bei der Faszien-Stress-Release-Arbeit nutzen wir die vorhandene genetische Selbstregulationskompetenz des Körpers. Die ansonsten unwillkürlich stattfindende Reaktion wird willkürlich gezielt gestaltbar gemacht. Das heißt, wir bereiten den Körper auf das Zittern vor, lösen es aktiv aus, steuern, dosieren, regulieren, lassen es laufen und stoppen es wieder.

Das Stoppen an der Wand

Wenn Sie an der Wand stehen und das Schütteln unterbrechen oder beenden wollen, ist der erste Schritt, dass Sie sich innerlich entscheiden, mit dem Schütteln aufzuhören.

Öffnen Sie zunächst die Augen, falls Sie diese beim Schütteln geschlossen hatten. Blicken Sie geradeaus und nehmen Sie den Raum wahr, in dem Sie sich befinden.

Atmen Sie ein- bis zweimal tief ein und aus und richten Sie sich dann anschließend an der Wand gerade auf. Sie bleiben immer noch mit dem Rücken angelehnt.

Dann lösen Sie sich von der Wand und laufen ein paar Schritte im Raum umher. Der Blick bleibt immer geradeaus gerichtet. Trinken Sie ein Glas Wasser.

Das Stoppen im Liegen

Wenn Sie im Liegen das Schütteln unterbrechen oder beenden wollen, ist auch hier der erste Schritt, dass Sie sich innerlich entscheiden, mit dem Schütteln aufzuhören.

Öffnen Sie zunächst die Augen, falls Sie diese geschlossen hatten, nehmen Sie den Raum wahr, in dem Sie sind. Orientieren Sie sich.

Atmen Sie ein- bis zweimal tief ein und aus und strecken dabei die Beine auf dem Boden aus.

Drehen Sie sich langsam auf eine Seite und kommen Sie über die Seite ins Sitzen auf dem Boden. Halten Sie den Kopf geradeaus und atmen Sie bewusst normal weiter.

Stehen Sie dann langsam auf. Laufen Sie ein paar Schritte im Raum. Trinken Sie ein Glas Wasser.

Manchmal kann es sein, dass Sie noch ein innerliches Nachvibrieren im Körper wahrnehmen oder dass es an gewissen Körperstellen noch etwas nachschüttelt. Das ist völlig in Ordnung und löst sich nach einiger Zeit von selbst.

Diese Stopps können Sie jederzeit machen – wann immer Sie es möchten. Wenn Sie sich einfach für einen kurzen Moment ausruhen wollen oder Ihr Körper zu schmerzen anfängt, unterbrechen Sie das Schütteln und suchen Sie sich eine neue Position. Falls Sie zwischendurch zur Toilette gehen müssen, das Telefon klingelt oder Sie einen wichtigen Anruf erwarten, dann nehmen Sie sich die Zeit dafür. Vielleicht ist Ihre Zeit für die Körperarbeit aber auch ganz einfach vorbei. Vielleicht wartet die Familie mit dem Essen auf Sie. Was auch immer der Grund dafür ist: Sie können das Schütteln jederzeit stoppen, und das ist dann völlig in Ordnung. Vielleicht kommen Sie auch mit Gefühlen, Gedanken oder Geschichten in Kontakt, die Sie in dem Moment nicht weiter wahrnehmen möchten – auch dann steht es Ihnen jederzeit frei, sich zu lösen.

Das Weitermachen nach einem Stopp

Wenn Sie nur kurz unterbrochen haben und gern weiter schütteln wollen, gehen Sie nach der Unterbrechung wieder in eine Ausgangsposition, entweder an der Wand oder auf dem Boden. Dort suchen Sie nach der Unterbrechung die Position, in der Ihr Körper jetzt wieder von selbst in die Vibration kommt. Das kann eine andere oder aber die gleiche Position sein. Schauen Sie neugierig, wo jetzt die lebendigsten Vibrationen im Körper entstehen und bleiben Sie dabei, lassen Sie Ihren Körper einfach machen – er weiß, wie es geht.

Versuchen Sie nicht, genau das Gleiche wieder hinzubekommen, was Sie unmittelbar vor der Unterbrechung erlebt haben – auch wenn es sich grade gut angefühlt hat. Das wird höchstwahrscheinlich nicht funktionieren. Vielleicht knüpft Ihr Körper nach der Unterbrechung ganz von selbst wieder an der gleichen Stelle an. Dann ist es gut so. Es kann auch sein, dass Ihr Körper etwas ganz anderes macht. Alles ist zu jedem Zeitpunkt in Ordnung und richtig – es gibt kein Falsch. Behalten Sie bitte stets diese Grundregel im Hinterkopf.

> Probieren Sie gleich bei Ihrer ersten Übungseinheit das Stoppen und das Weitermachen, experimentieren Sie. So machen Sie von Anfang an die Erfahrung, dass Sie jederzeit das unwillkürliche Schütteln stoppen und wieder starten können.

Das Zittern selbst regulieren und dosieren

Selbstregulation heißt nicht, dass Sie auf den ausgelösten Zittermechanismus keinen Einfluss haben. So wie Sie ihn starten und stoppen können, können Sie ihn auch regulieren und dosieren. Sie müssen nichts, aber Sie dürfen alles. Immer nach dem Motto: Angenehm und wohltuend soll das Zittern sein, und ich soll mich sicher fühlen. Natürlich können Sie ihren Körper einfach zittern lassen, ohne zu dosieren, ohne zu regulieren. Folgen Sie ihm einfach in seinen Bewegungen.

Sobald Sie aber in ein Erleben kommen, in dem Ihnen das Zittern »unheimlich« oder unangenehm auf körperlicher oder seelischer Ebene wird, Sie aber (noch) nicht stoppen wollen, können Sie mit leichten Veränderungen das unwillkürliche Körperzittern regulieren und dosieren, sodass es wieder angenehm wird.

Was bedeutet Selbstkontrolle – Selbstregulierung?
Selbstkontrolle ist die individuelle kognitive Fähigkeit, Gedanken, Gefühle und Körperempfindungen ohne fremde Hilfe zu regulieren und zu kontrollieren.
Führen Sie die Übungen nur dann durch, wenn Sie sich sicher fühlen und das Üben für Sie angenehm ist. Wenn es durch körperliche Schmerzen unangenehm wird, versuchen Sie die Position und die Bewegung so zu verändern, dass sich die Schmerzen auflösen. Wenn Sie keine Änderung herbeiführen können, beenden Sie die Übungen.
Das Gleiche gilt für emotionale Prozesse. Wenn Sie durch Ihre Empfindungen zu stark überwältigt oder unangenehm berührt sind, verlangsamen Sie zunächst die Körperbewegungen. Hören Sie ganz auf, wenn Sie das unangenehme Gefühl nicht verändern können.

Angenommen, Sie haben einen verspannten Nacken, und beim Zittern bewegt sich ihr Kopf auf einmal für Sie zu schnell, und Sie machen sich Sorgen, ob das denn so gut ist, was da gerade passiert. Dann versuchen Sie zum Beispiel, das Kinn näher zur Brust heranzuziehen oder ein Stück weiter nach vorn zu schieben. Spüren Sie nach, ob sich das

Tempo, der Rhythmus oder die Intensität verändern lassen. Oder halten Sie den Kopf mit Ihren Händen leicht fest.

Das Prinzip beim Regulieren und Dosieren ist immer das Gleiche. Rhythmus, Intensität und Tempo können entweder erhöht oder verlangsamt werden:

- mit der Atmung; ein-, zweimal mit dem geöffneten Mund tief ein- und ausatmen, anschließend normal weiteratmen, oder entweder durch den Mund oder durch die Nase atmen. Verändern Sie für einige Momente den Rhythmus oder die Intensität;
- mit Körperbewegungen: Arme, Hände, Beine und Füße bewegen. Strecken Sie die Beine zum Beispiel für einen Moment aus, manchmal geht das Schütteln auch im Liegen weiter;
- mit verschiedenen Liege-Positionen: Im Liegen können Sie gut mit der Beinposition regulieren, die Knie entweder etwas öffnen oder wieder etwas schließen, der Winkel zwischen Ober- und Unterschenkel kann größer oder kleiner werden;
- mit Interventionen (s. S. 88 ff.)
- und / oder mit Ihrer mentalen Haltung beeinflussen (s. Aufmerksamkeitsübung). Wo genau liegt im Moment Ihre Aufmerksamkeit, wenn Sie feststellen, dass es Ihnen unangenehm ist? Dann können Sie z. B. ausprobieren, ob Sie mit einer Verschiebung Ihrer Aufmerksamkeit auf die Körperwahrnehmung das Erleben beim Zittern wohltuend verändern können.

Das Ziel ist immer, ein sicheres, angenehmes und leichtes Körpererleben zu gestalten und dieses zu spüren. Die Dosierungsparameter sind Ihre Empfindungen (körperlich oder seelisch). Die leitende Frage hierbei ist: Ist das, was ich gerade empfinde, angenehm oder eher unangenehm? Leicht oder anstrengend, sicher oder unsicher? Alles, was eher als unangenehme Empfindung auftaucht, können Sie verändern. Wie im vorherigen Abschnitt beschrieben, können Sie aber auch ganz einfach stoppen und eine Pause machen.

Gerade bei unspezifischen, chronischen Rückenschmerzen gilt es sich sanft und trotzdem beherzt auf den Weg zu machen und in Bewegung zu kommen, wie es durch Zittern geschieht.

Wenn Sie akute oder chronische Schmerzen haben, können Sie die Körperarbeit trotzdem ausführen (s. wichtige Hinweise auf S. 25). Meistens verringert sich nach kurzer Zeit der bekannte Körperschmerz. Durch die Übungen und durch das Schütteln sollten allerdings keine neuen Schmerzen entstehen. Falls Sie sich unwohl fühlen, der Körper plötzlich weh tut oder Sie unbequem liegen, ändern Sie Ihre Position. Erst, wenn Sie sich wieder wohlfühlen, macht der Schüttelprozess Sinn. Wenn Sie keine Position finden, bei der sich die Schmerzen oder das Unbehagen auflösen, beenden Sie das Schütteln. Stehen Sie auf, gehen Sie ein paar Schritte, trinken Sie ein Glas Wasser und versuchen Sie es etwas später erneut.

Bei chronischen Rückenschmerzen können Ängste vor neuen Schmerzen bzw. vor einer Schmerzverstärkung auftreten oder schon vorhanden sein. Dann empfehle ich, bei den Übungen zuerst das Starten und Stoppen auszuprobieren, bevor überhaupt ein Gefühl von Angst auftritt.
Sollte während des Zitterns ein Gefühl von Angst auftreten, dann haben Sie die Möglichkeit, nur so weit zu arbeiten, wie Sie im Moment die Angstgefühle aushalten möchten. Wenn es Ihnen zu viel wird, stoppen oder unterbrechen Sie einfach. Versuchen Sie das Zittern aktiv zu regulieren. Starten Sie wieder, wenn das Gefühl der Angst sich verringert hat oder Sie das Gefühl haben, auch mit der Angst die Übungen sicher fortführen zu können. Über diesen Weg haben Sie immer Einfluss auf den Prozess. Sie gestalten – mit Ihrem Körper zusammen.
Angst: Die Funktion der Emotion Angst hat in ihrer archaischen Bedeutung eine positive Schutzfunktion. Angst hält uns ab, zu gefährliche oder zu bedrohliche Dinge zu tun. Sie passt auf uns auf, sie verhindert Schlimmes. Sie hält Lebensbedrohliches von uns ab. Sie sichert unser Überleben. Eine sehr taugliche Gefühlsqualität.

Für emotionale Zustände gilt das Gleiche. Wenn beim Schütteln Gefühle auftreten wie Traurigkeit, Hilflosigkeit, Angst, Unruhe, Wut, Ärger usw. und Sie den Eindruck haben, das möchte ich jetzt nicht, oder das kann und will ich nicht aushalten, dann gilt wie bei auftretenden Körperschmerzen: Versuchen Sie eine andere Position zu finden, wo Sie die auftretenden Gefühle weiter halten können. Wenn nicht, beenden Sie das Schütteln, öffnen Sie die Augen, falls Sie diese beim Schütteln geschlossen hatten, gehen Sie ein paar Schritte und trinken Sie ein Glas Wasser. Dann überlegen Sie, ob Sie das Schütteln wieder aufnehmen, sei es im Stehen oder im Liegen. Wenn Sie das Gefühl haben, aufhören zu wollen, warum auch immer, dann ist es gut so. Dann beenden Sie das Schütteln. Sie bestimmen, ob und wie lange Sie schütteln. Ihr Körper nimmt jedes Schütteln, egal wie lange es dauert, als Geschenk. Seien Sie dankbar, dass Sie sich und Ihrem Körper etwas Gutes getan haben.

Für aktive Sportler

Sie sind es gewohnt, Ihre Belastungsgrenzen manchmal zu überschreiten, wenn Trainingspläne erfüllt oder eine Leistungssteigerung erreicht werden sollen oder müssen (also in unserer gedachten Belastungsskala auch mal die 12 oder die 15 zu erreichen und diese eine Weile zu halten). Alle Sportler wissen, nur so erreicht man eine Leistungssteigerung. Wie wunderbar, dass der Körper auch das mitmacht.

Für eine sportliche Leistungssteigerung brauchen wir vor allem auch die körperliche Regeneration, nicht nur die mentale. Nur so können sich Muskeln und Faszien von der extremen körperlichen Stressbelastung erholen und wieder in die Entspannung zurückkommen.

4. FSR-Zitter-Praxis – Ein neuer Weg zum gesunden Rücken

Vorübungen

In diesem Kapitel werden im ersten Teil die Körperübungen Schritt für Schritt vorgestellt. Sie dienen als Vorbereitung, dem Aufwärmen, Lockern, Mobilisieren und Dehnen von Muskeln und Faszien. Der dabei leicht eintretende Spannungsaufbau hilft Ihnen, anschließend leichter ins neurogene Zittern zu kommen.

Der zweite Teil beschreibt den Weg zum selbstbestimmten unwillkürlichen Körperzittern mit einer genauen Anleitung, wie Sie jederzeit selbstbestimmt regulieren, dosieren und das Zittern beenden können.

Im dritten Teil sind 13 verschiedene Selbstinterventionen beschrieben, die Sie je nach Bedarf anwenden können.

Ein Schmerztest zur Selbstdokumentation der eigenen Zitter-Praxis und eine Übung zur Körperwahrnehmung schließen das Kapitel ab.

Der Zittermechanismus, der durch die FSR-Übungen ausgelöst wird, entspannt den ganzen Körper. Anspannungen und Verspannungen, die vor allem durch Stress und Bewegungsmangel, Fehlhaltungen und chronisches Schmerzerleben verursacht wurden, werden gelöst, Rückenschmerzen reduzieren sich oder lösen sich ganz auf.

Sie können sofort anfangen. Wenn für Sie eine Übung aus gesundheitlichen oder anderen Gründen unangenehm oder nicht möglich ist, dann probieren Sie eine andere Variante aus. Wenn beides nicht geht, dann lassen Sie diese Übung einfach weg. Wenn Sie sich gegen eine Übung sträuben, aus welchen Gründen auch immer, lassen Sie sie einfach weg.

Alle Übungen sollten sanft durchgeführt werden. Trainieren Sie niemals in den Schmerz oder eine Gelenkblockade hinein.

Bei Mobilisationsübungen ist wichtig, dass Sie keine neuen Rückenschmerzen bekommen. Möglicherweise beginnen Sie die Übungen mit Rückenschmerzen oder anderen Körperschmerzen; das ist nicht schön, aber in dem Moment Ihre Realität.

Bei allen Übungen gilt das Prinzip: Es sollen keine neuen Schmerzen entstehen. Falls dies passiert, verändern Sie die Vorübungen so, dass die neu hinzugekommenen Schmerzen gehen. Bleiben die Schmerzen, beenden Sie die Übung.

Mit den Übungen 1–3 beginnen Sie mit einem leichten Aufwärmtraining. Sie mobilisieren hier den gesamten Rumpf und die Wirbelsäule und lockern den Kopf-Nackenbereich und den Schultergürtel. Von den drei Übungen »Schwingen und Federn« wählen Sie eine Übung aus (4a, b oder c). Damit können Sie eine noch stärkere Lockerung und Mobilisation im gesamten Körper erreichen. Die Übungen 5–11 dienen dem Spannungsaufbau.

Eine letzte Anmerkung, bevor es losgeht! – Denken Sie daran, Bewegungserfahrung ist schneller als Schmerzerfahrung. Spielen, jonglieren, balancieren Sie mit den Übungen. Flirten Sie elegant mit Ihren unterschiedlichsten Schmerz-Anteilen. Begegnen Sie Ihnen respektvoll, wohlwollend, neugierig. Sie können nur gewinnen. Viel Freude!

Aufwärmen, lockern und mobilisieren

Übung 1: Den Oberkörper aufwärmen und pendeln

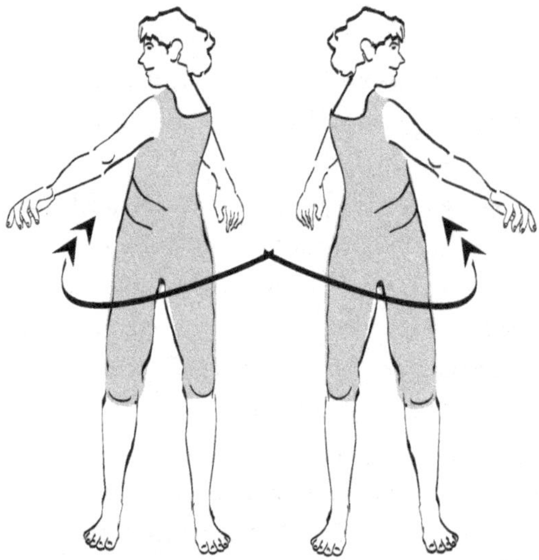

Diese Übung dient der Oberkörpermobilisation.

- Stellen Sie sich gerade und aufrecht hin. Die Füße sind hüftbreit auseinandergestellt, parallel zueinander, die Knie leicht gebeugt, der Körper ist gerade aufgerichtet und der Blick nach vorn ausgerichtet.
- Beginnen Sie nun, Oberkörper, Kopf und Rumpf hin und her zu drehen. Die Arme folgen dabei automatisch der Bewegung mit leichter Verzögerung der Drehung und dem Richtungswechsel des Oberkörpers und schwingen mit.
- Atmen Sie ruhig und regelmäßig, und führen Sie die Übung eine Minute lang durch. Starten Sie langsam und spüren Sie nach, wie sich diese Übung im Körper anfühlt.

Wenn Ihnen die Übung behagt und angenehm ist, können Sie die Rotationsbewegung verstärken, indem Sie bei der Oberkörperdrehung die Arme aktiv mitschwingen. Die Übung wird größer und dynamischer, so können Sie den Bewegungsradius der Wirbelsäule vergrößern.

Übung 2: Die Schultern kreisen

Diese Übung können Sie im Stehen oder im Sitzen durchführen.

- Stellen Sie sich gerade und aufrecht hin und lassen Sie Ihre Arme locker rechts und links hängen.
- Beginnen Sie, Ihre Schultern eine Minute oder 20mal nach vorn zu kreisen. Bitte die rechte und linke Seite gleichzeitig bewegen. Danach lassen Sie die Schultern nach hinten kreisen.
- Nun lassen Sie eine Schulter der anderen vorauseilen. Kreisen Sie beide Schultern zeitversetzt 20mal oder eine Minute nach vorn und anschließend nach hinten.

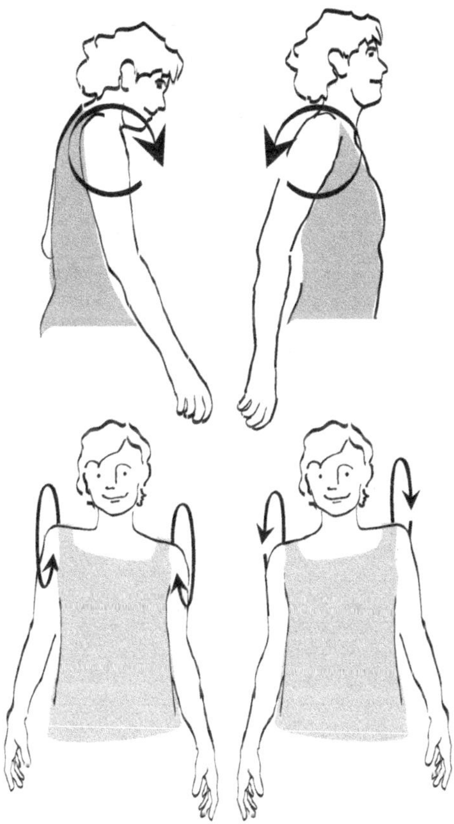

Übung 3: Den Kopf dehnen, strecken und kreisen

Diese Übung können Sie im Stehen oder im Sitzen durchführen. Beim Sitzen achten Sie bitte darauf, dass Ihre Schultern zunächst so entspannt und so locker wie möglich neben dem Körper hängen.

Vorwärtsneigung – Variante 1

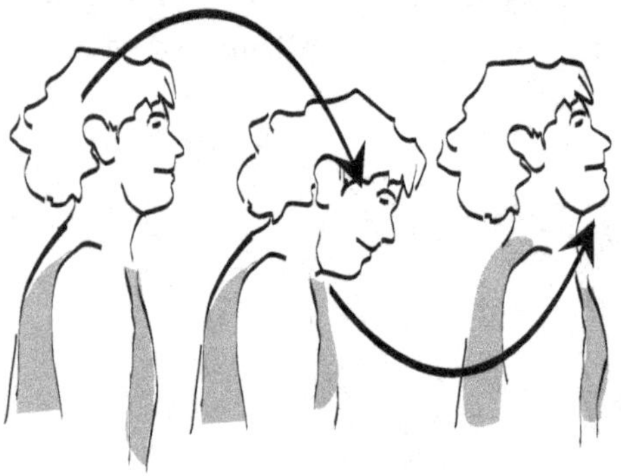

- Senken Sie den Kopf langsam mit dem Kinn Richtung Brust und heben ihn anschließend wieder leicht an. Legen Sie den Kopf nicht zu weit in den Nacken, nur ein wenig über die normale aufrechte Position hinaus.
- Machen Sie diese Übung 15–20 mal in langsamem Tempo.

Vorwärtsneigung – Variante 2

- Senken Sie den Kopf langsam mit dem Kinn Richtung Brust. Zur Unterstützung können Sie beide Hände verschränkt auf den Hinterkopf legen und die Dehnung behutsam verstärken. Spüren Sie die angenehme Dehnung im Nacken und atmen Sie zwei-, dreimal tief durch.
- Kommen Sie langsam wieder mit dem Kopf nach oben, schauen Sie geradeaus. Wiederholen Sie diese Bewegung 5mal.

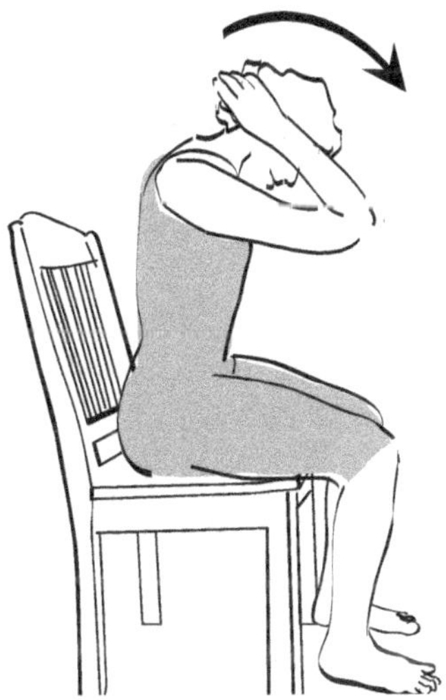

Kopf drehen

- Drehen Sie nun den Kopf langsam und vorsichtig von rechts nach links. Der Kopf bleibt dabei gerade, der Blick ist nach vorn ausgerichtet.
- Wiederholen Sie die Übung in Ihrem Tempo 20mal oder für eine Minute.

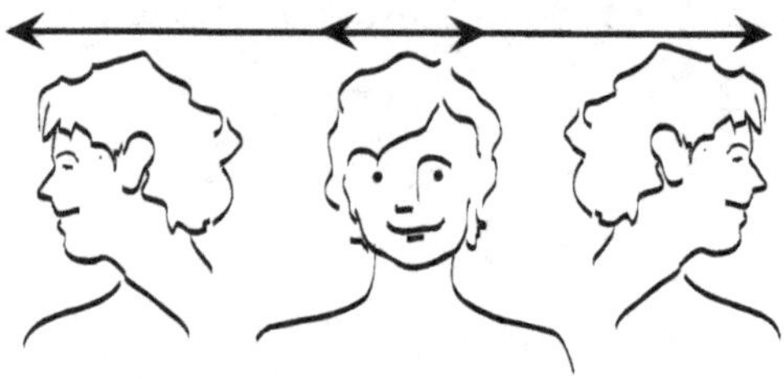

Seitwärtsneigung

- Stellen Sie sich zunächst gerade und aufrecht hin. Die Füße sind hüftbreit parallel auseinandergestellt, die Knie leicht gebeugt, die Hüften so locker wie möglich. Der Rücken befindet sich in einer geraden Position.
- Ziehen Sie Ihre linke Schulter als Gegengewicht nach unten und dehnen Sie Ihren Kopf sanft nach rechts, bis Sie die Dehnung leicht spüren.
- Legen Sie die rechte Hand unterstützend auf den Kopf und ziehen diesen leicht in die entgegengesetzte Richtung. Ihre linke Handfläche drückt aktiv in Richtung Boden.
- Atmen Sie einmal tief ein und kommen anschließend in die Ausgangsposition zurück.
- Wiederholen Sie die Übung auf der anderen Körperseite. Machen Sie dies 2 mal.

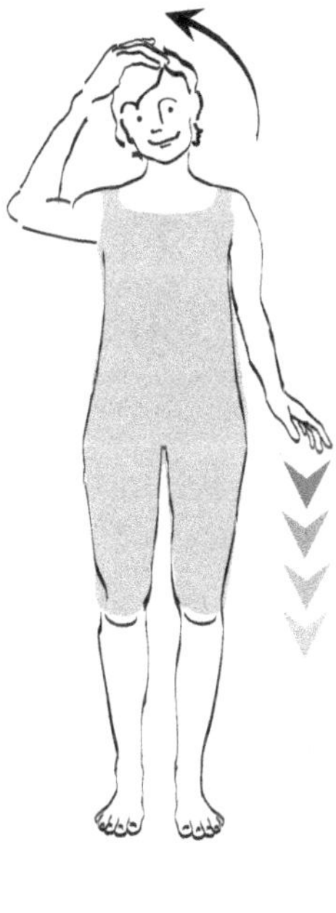

Mobilisieren und lösen – schwingen und federn

Vorsicht ist geboten bei einem Ischias-Leiden oder Bandscheibenvorfall. Hier sollten Sie entweder ganz sanft üben oder im Vorfeld mit Ihrem Arzt klären, ob Schwing- und Federbewegungen aktuell nützlich sind.

Übung 4a: Die Arme schwingen – einfach und zart

Variante 1 – Sanft und mild

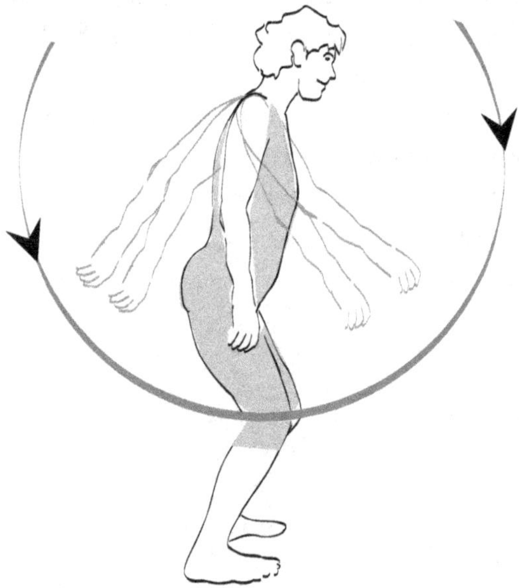

- Stellen Sie sich zunächst gerade und aufrecht hin. Die Füße sind hüftbreit auseinandergestellt, parallel zueinander, die Knie leicht gebeugt, die Hüften so locker wie möglich, der Körper ist aufgerichtet. Ihre Arme hängen zunächst locker und entspannt neben Ihrem Körper.
- Nehmen Sie die ausgestreckten Arme nach oben und lassen Sie sie locker bis hinter den Rücken und wieder nach vorn schwingen. Das gibt Schwung, damit die Arme wie von selbst ausgestreckt wieder nach oben schwingen.

- Der Oberkörper beugt sich beim Vorwärtsschwingen leicht nach vorn und der Kopf folgt in Verlängerung der Wirbelsäule.

Suchen Sie bei dieser Übung Ihre eigene Dynamik und Ihren Rhythmus. Atmen Sie regelmäßig ein und aus. Leicht, locker und beschwingt soll sich die Übung anfühlen, als ob sie fast ganz von allein funktioniert.

Variante 2 – Beschwingt und lebendig

Nach einigen Schwingungen stellt sich eine Körperbewegung ein, so als ob dies von allein, ohne viel Kraftaufwand geschieht. Jetzt können Sie aktiv die Bewegungsintensität erhöhen und die Arme stärker nach vorn und hinten schwingen.

- Eine leichte mitschwingende Kniebeuge kann die Dynamik dieser Übung erhöhen.
- Schwingen Sie ein bis zwei Minuten in Ihrem Rhythmus, so dass die Bewegung angenehm und wohltuend ist.

Übung 4b: Rückfedern, wie durch eine Sprungfeder

- Stellen Sie sich gerade und aufrecht hin. Die Füße sind hüftbreit auseinandergestellt, parallel zueinander, die Knie leicht gebeugt, die Hüften so locker wie möglich, der Körper ist aufgerichtet. Ihre Arme hängen locker und entspannt neben dem Körper.
- Beugen Sie den Oberkörper nach vorn und pendeln Sie im ersten Schritt mit dem Oberkörper von Seite zu Seite sowie vor und zurück, um den unteren Rücken zu lösen.
- Beugen Sie den Oberkörper mit der nächsten Ausatmung nach unten, die Arme hängen locker runter. Die Fingerspitzen zeigen Richtung Boden. Sie können, müssen aber nicht auf dem Boden ankommen.
- Wippen Sie nun in den Boden hinein, so als ob Sie in den Handinnenflächen feste Sprungfedern haben, mit deren Hilfe Sie sich vom Boden nach oben abstoßen. Nutzen Sie diese vorgestellte Sprungfederkraft, das Zurückfedern und lassen Sie Ihren Oberkörper soweit nach oben zurückschwingen, wie es Ihnen möglich ist.
- Intensivieren Sie den Impuls nach unten, so dass es Ihnen leicht gelingen sollte, zu einer aufrechten Position aufzuschwingen.
- Wippen und schwingen Sie ca. eine Minute so elastisch und federnd und so intensiv, wie es Ihnen angenehm ist. Suchen Sie nach Ihrer elastischen Rückfederung.

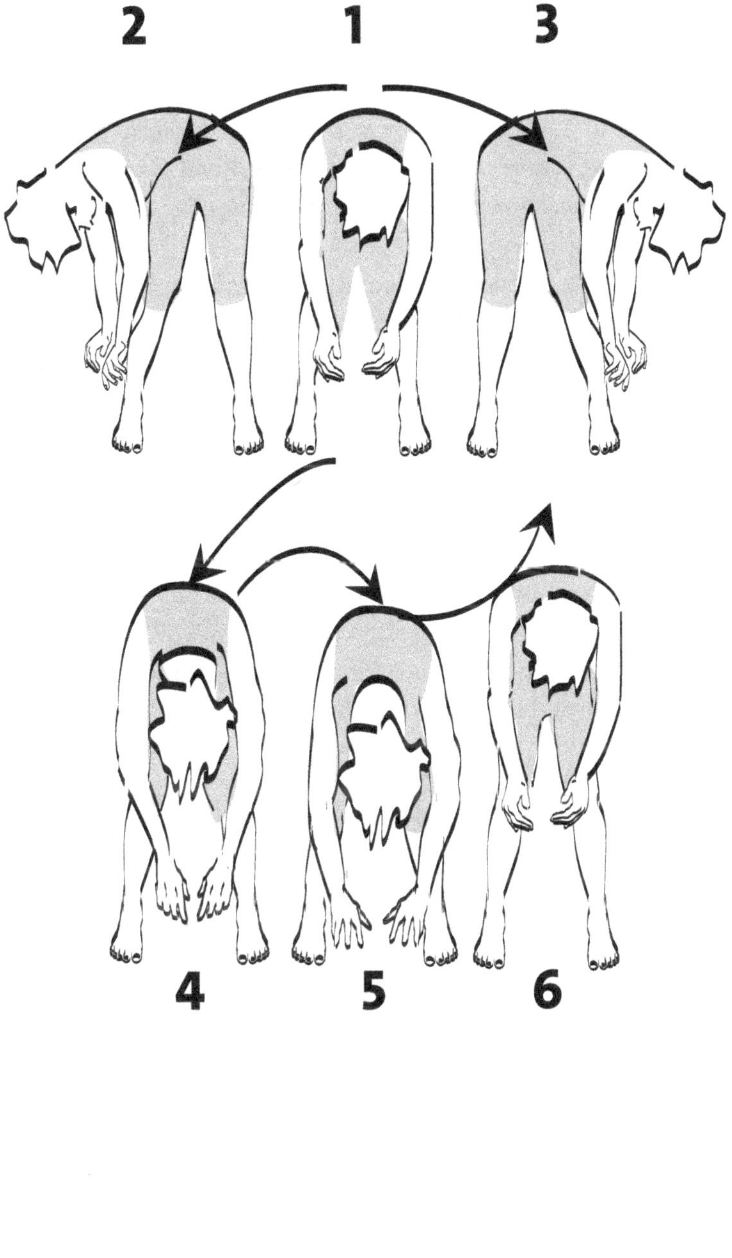
2
1
3
4
5
6

Übung 4c: Der schwingende Holzfäller

- Stellen Sie sich gerade und aufrecht hin. Ihre Knie sind leicht gebeugt. In den Händen können Sie ein Gewicht halten (z. B. jeweils eine Flasche mit einem Liter Wasser, Kurzhantel mit einem Gewicht von 1 bis max. 1,5 kg) oder die Übung ohne zusätzliches Gewicht machen.
- Heben Sie die Hände (wenn Sie kein Gewicht halten, falten Sie die Hände ineinander) und beugen Sie den Oberkörper nach vorn, während Sie die Arme durch die Beine schwingen und dabei in die Knie gehen.
- Aus dieser Position erfolgt ein Rückschwung, welcher Sie wieder in die komplette Aufrichtung bringt. Führen Sie diese Übung 10mal durch.
- Dann schwingen Sie auf dem Rückweg auch über die Außenseiten links und rechts nach oben. Schwingen Sie insgesamt etwa 20mal.

Achten Sie bitte darauf, dass Sie in der gestreckten Position eine leichte Spannung im Unterbauch haben. Diese erzeugen Sie, indem Sie den Bauchnabel in die Mitte des Bauches einziehen. Damit stützen Sie den unteren Rücken. Gerade Menschen mit einem Hohlkreuz sollten gut auf einen stabilen unteren Rücken achten.

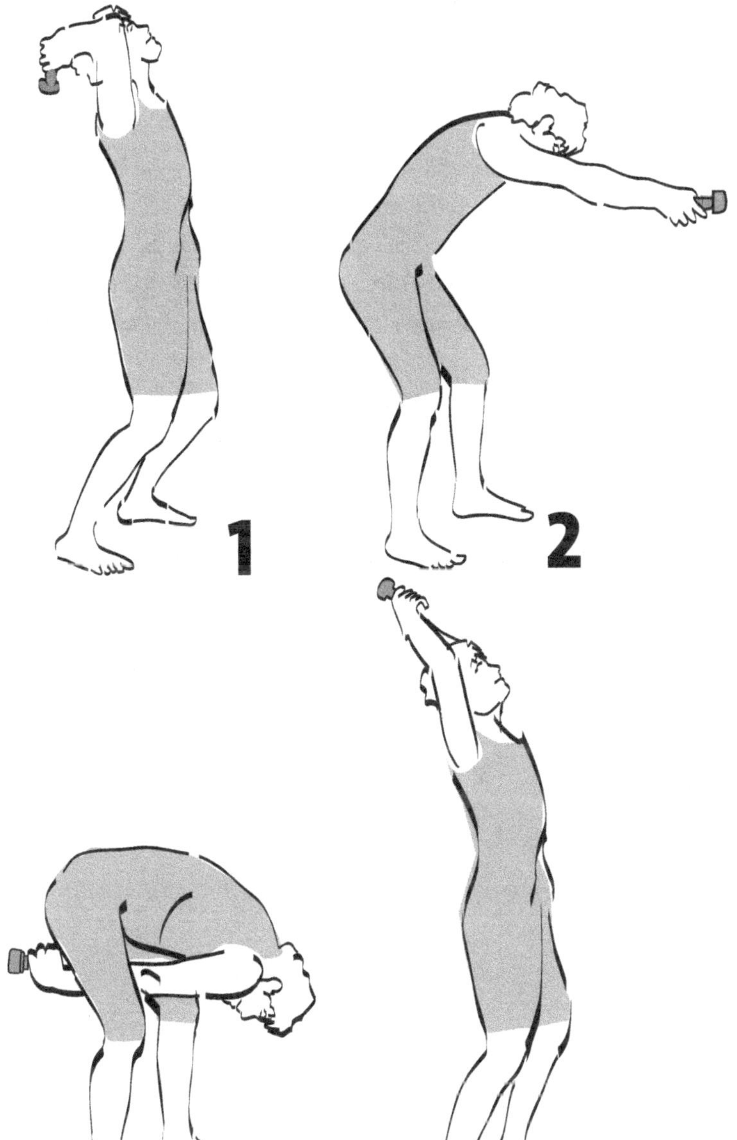
1
2
3
4

Übung 5: Das Dehnen und Mobilisieren der Fußgelenke und der Plantarfaszie

Variante 1

- Stellen Sie sich gerade und aufrecht hin. Die Füße sind hüftbreit auseinandergestellt, parallel zueinander, die Knie leicht gebeugt, die Hüften so locker wie möglich, der Körper ist aufgerichtet.
- Nun kippen Sie gleichzeitig Ihre Fußkanten jeweils in die gleiche Richtung. Ein Fuß steht dann auf der Innenkante, der andere auf der Außenkante.
- Verteilen Sie Ihr Körpergewicht gleichmäßig auf beide Füße. Verweilen Sie so für etwa 5 Sekunden. Atmen Sie dabei locker weiter – spüren Sie Ihre Muskeln.
- Verlagern Sie nun langsam das Körpergewicht auf die andere Körperseite. Die Fußkanten wechseln. Verteilen Sie auch hier das Körpergewicht gleichmäßig auf beide Füße.
- Bleiben Sie wieder für ca. 5 Sekunden in der gekippten Fußposition, und atmen Sie ruhig und regelmäßig. Der Oberkörper bleibt während der Übung gerade und aufgerichtet.
- Wiederholen Sie die Übung ca. 10–15mal mit jeder Seite.
- Nach Beenden der Übung schütteln Sie kräftig Füße, Beine und Arme aus.

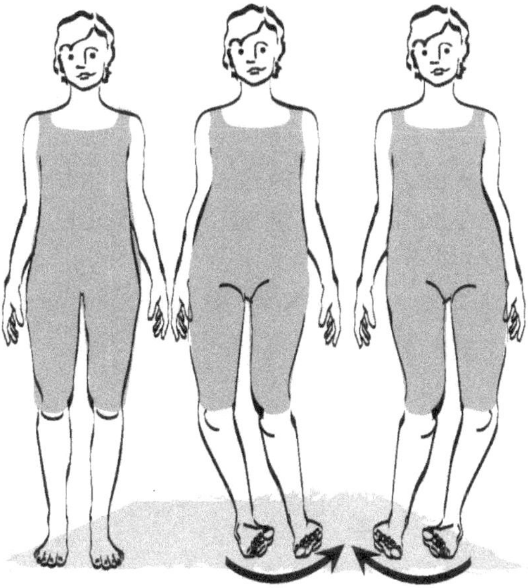

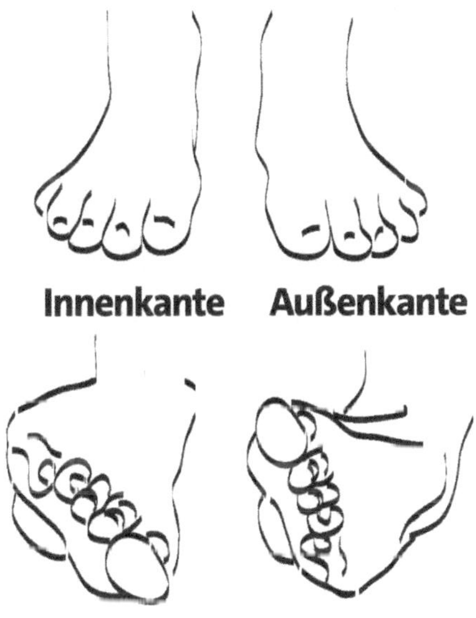
Innenkante
Außenkante

Variante 2

Wenn es Ihnen schwer fällt, frei zu stehen, können Sie sich mit Ihren Fingerspitzen an der Wand abstützen und so das Gleichgewicht besser halten.

- Stellen Sie sich dicht vor die Wand, so dass Ihr Körper möglichst aufrecht steht. Berühren Sie mit Ihren Fingerspitzen die Wand (mit so wenig Kraft wie möglich).
- Beginnen Sie in dieser Position die Kippübungen für die Fußgelenke.

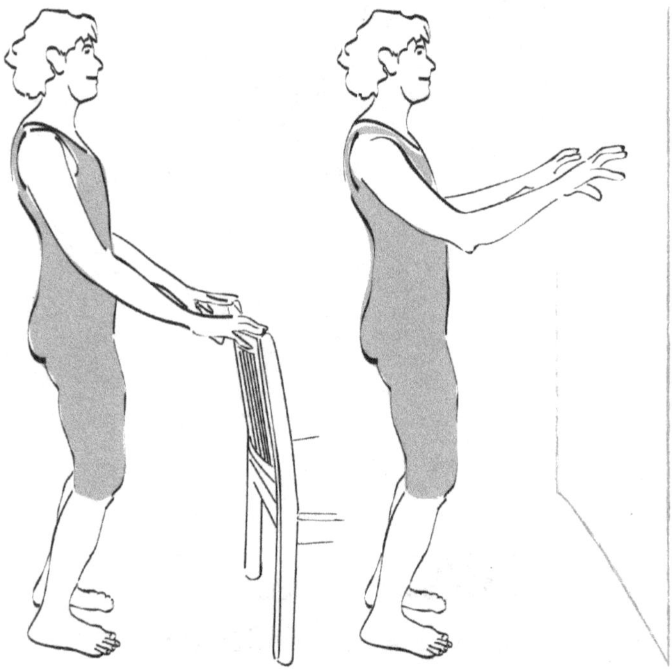

Variante 3

- Alternativ können Sie den Fuß mit einem Tennisball oder einer kleinen Faszienrolle ausrollen. Achten Sie zunächst darauf, dass Sie sicher und stabil stehen.
- Wenn Sie Gleichgewichtsprobleme haben, können Sie sich mit einer Hand leicht an einer Stuhlkante oder an der Wand abstützen.
- Rollen Sie den Fuß jeweils eine Minute in alle Richtungen aus. Dosieren Sie die Intensität mit Ihrem Körpergewicht. Wechseln Sie dann die Seite.

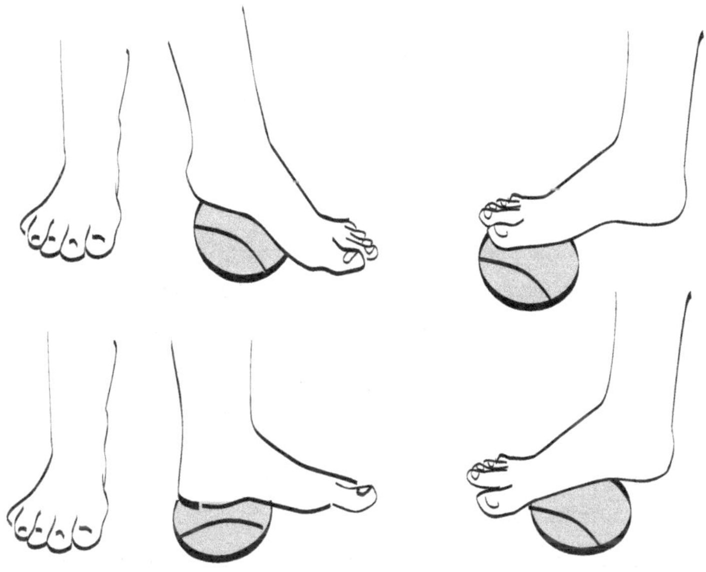

Dehnen und Spannungsaufbau

Die persönliche Belastungsskala festlegen – Wie intensiv soll ich die Übungen durchführen?

Die Übungen fühlen sich etwas anstrengend an, aber Sie müssen nicht an Ihre maximale Belastungsgrenze kommen – also nicht das Gefühl der Überlastung erleben. Probieren Sie aus, experimentieren Sie!

Stellen Sie sich eine Skala von 1–10 vor. 10 ist Ihre Grenze absoluter Anstrengung oder Belastung. Testen Sie, wo Ihre 10 ist. Vielleicht sogar, wo die 12 oder 15 ist. Das ist nicht schädlich, auch nicht nötig für die Übungen – gibt Ihnen aber einen Hinweis, wie sich Ihre 7 anfühlt. Wenn Sie auf Ihrer Skala die 7 erreicht haben, beenden Sie die Übungen, diese Belastung reicht völlig aus. Achten Sie darauf, ob Ihre rechte Körperseite vielleicht eine andere Belastungsgrenze als die linke hat. Manchmal haben wir eine Körperseite, die mehr Belastung aushält als die andere.

Die persönliche Zahl 7 ist bei jedem erneuten Üben Ihr Gradmesser. Vergleichen Sie nicht, wie oft Sie eine Übung beim letzten Mal durchgeführt haben. Das kann von Mal zu Mal unterschiedlich oder auch gleich sein. Oder Sie erleben eine langsame stetige Veränderung: Haben Sie zu Beginn der Übungen manche drei- oder viermal durchführen können, stellen Sie eventuell fest, dass Sie nach einigen Wochen die gleiche Übung sechs- oder siebenmal durchführen können, bevor Sie Ihre persönliche 7 erreicht haben. Bei manchen Menschen stellt sich durch die regelmäßigen Übungen und das Schütteln ganz langsam eine größere Beweglichkeit und höhere Belastbarkeit ein, quasi nebenbei. Es kann aber auch Tage geben, wo Sie nur ein-, zwei- oder dreimal eine Übung machen können und dann Ihre persönliche 7 erreicht haben. Auch das ist völlig in Ordnung.

Falls Sie bei den Übungen Schmerzen bekommen, die vorher noch nicht da waren, obwohl Sie Ihre persönliche 7 noch nicht erreicht haben, dann beenden Sie die Übungen an diesem Punkt.

Übung 6: Das Dehnen der Wadenmuskulatur

Variante 1 – Freies Stehen

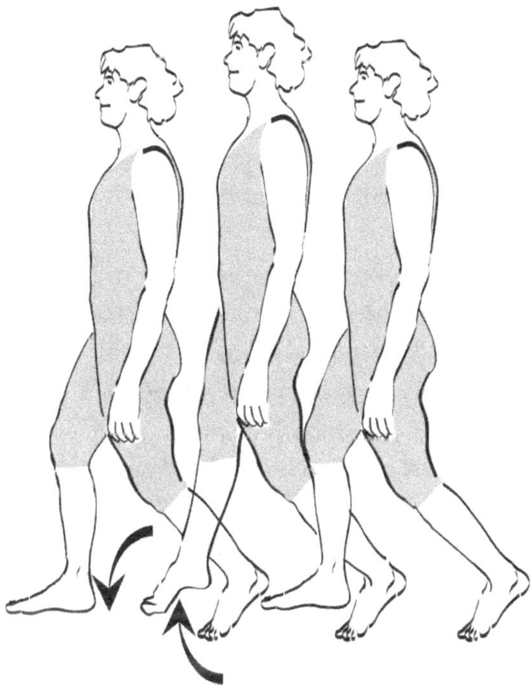

- Stellen Sie sich in Schrittstellung auf. Der Körper ist aufgerichtet. Verlagern Sie das gesamte Körpergewicht auf den vorderen Fuß. Der hintere Fuß berührt nur leicht den Boden mit der Fußspitze. Er hilft Ihnen, das Gleichgewicht zu halten und ist fast unbelastet.
- Heben Sie die Ferse des vorderen Fußes so weit wie möglich an, damit Sie auf den Zehenspitzen des vorderen Fußes stehen.
- Senken Sie anschließend die Ferse nur soweit auf den Boden ab, bis diese den Boden berührt – eine gewisse Spannung bleibt erhalten.
- Heben Sie die Ferse wieder an.
- Wiederholen Sie diese Übung so lange, bis Sie Ihre persönliche Belastungszahl 7 erreicht haben. Ihre Wade fühlt sich angespannt

an, zieht oder brennt sogar etwas. Das ist gewollt und völlig in Ordnung.

- Atmen Sie bei dieser Übung ruhig und regelmäßig weiter. Möglicherweise ist es hilfreich, sie im Rhythmus Ihres Atmens durchzuführen.
- Bei der Ausatmung die Ferse anheben, bei der Einatmung die Ferse wieder langsam zum Boden führen.
- Schütteln Sie nun die Beine und Arme aus, und machen Sie die Übung mit der anderen Körperseite.

Variante 2 – Stehen mit Abstützen an der Wand

Um das Gleichgewicht besser halten zu können, können Sie sich auch mit einer Hand an der Wand abstützen.

- Stellen Sie sich im rechten Winkel zur Wand auf, Ihr Körper ist in einer geraden und aufrechten Position.
- Berühren Sie mit Ihren Fingerspitzen die Wand (mit so wenig Kraft wie möglich). Beginnen Sie nun die Übung.

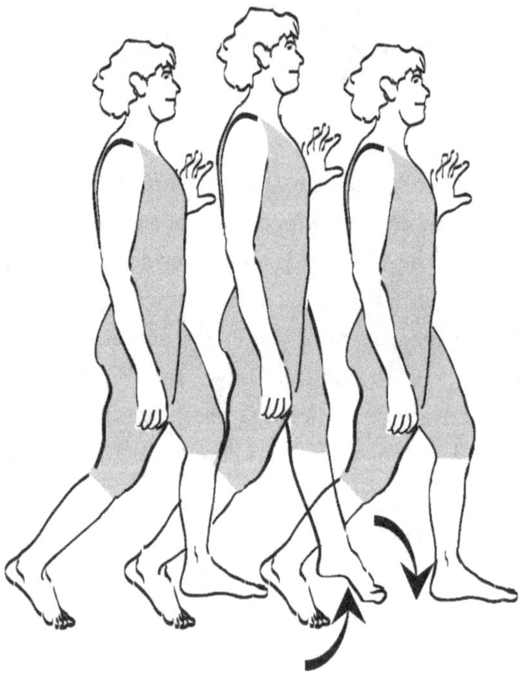

Variante 3 – Den Fuß auf dem Stuhl ablegen

- Legen Sie den Spann Ihres Fußes auf der Sitzfläche eines Stuhles ab. Die Stuhlhöhe wählen Sie so aus, dass die Beugung im Knie ca. 90° beträgt. Achten Sie darauf, dass der Stuhl rutschfest und sicher steht.
- Heben Sie die Ferse des vorderen Fußes so weit wie möglich an, damit Sie auf den Zehenspitzen des vorderen Fußes stehen.
- Senken Sie dann die Ferse soweit ab, bis diese den Boden berührt.
- Anschließend heben Sie die Ferse wieder an. Auch hierbei können Sie sich mit einer Hand an der Wand abstützen, um Ihr Gleichgewicht besser zu halten.

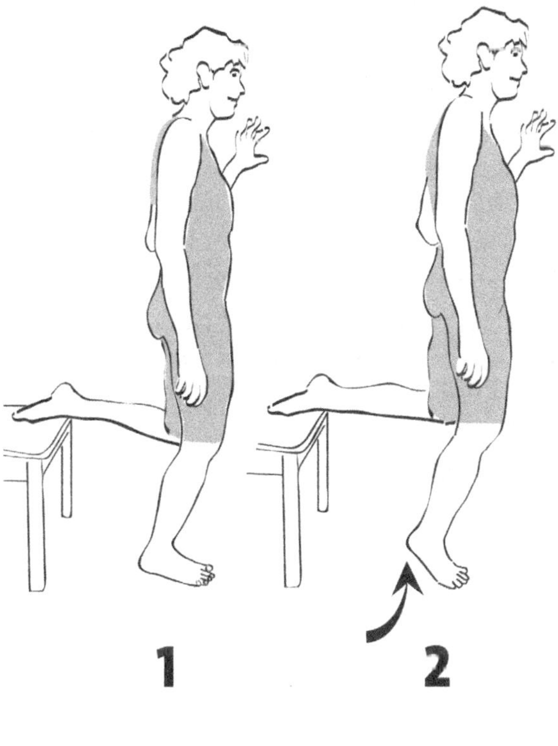

Übung 7: Die Dehnung der Beine

Variante 1 – Im freien Stehen

- Stellen Sie sich so hin, dass Sie auf dem linken Fuß stehen, das rechte Bein ist im Knie gebeugt, so dass der rechte Fuß nach hinten zeigt (ca. 90° Winkel, wie ein Storch) und in der Luft hängt. Das linke Bein ist im Knie locker.
- Beugen Sie nun den Oberkörper langsam nach vorn und stützen Sie sich dabei leicht mit den Fingerspitzen auf dem Boden ab, sodass Sie in dieser Position das Gleichgewicht gut halten können. Legen Sie nur so viel Gewicht auf Ihre Fingerspitzen, wie Sie es für die Herstellung Ihres Gleichgewichtes benötigen.
- Lassen Sie den Kopf in Verlängerung der Wirbelsäule einfach hängen und atmen Sie ruhig weiter.
- Beugen Sie das linke Bein, also das Standbein, im Knie und strecken Sie es wieder. Machen Sie Kniebeugen auf diesem Bein. Der Fuß des Standbeins bleibt immer mit der Ferse am Boden.

Führen Sie diese Bewegung mehrfach durch, bis Sie auf der Belastungsskala Ihre persönliche 7 erreicht haben.
Atmen Sie ruhig und regelmäßig weiter. Schütteln Sie nun Beine und Arme aus und machen Sie die Übung mit der anderen Körperseite.

Atem-Tipp: Möglicherweise ist es für Sie hilfreich, diese Übung im Rhythmus Ihres Atems durchzuführen. Bei der Ausatmung das Bein strecken – bei der Einatmung das Knie beugen.

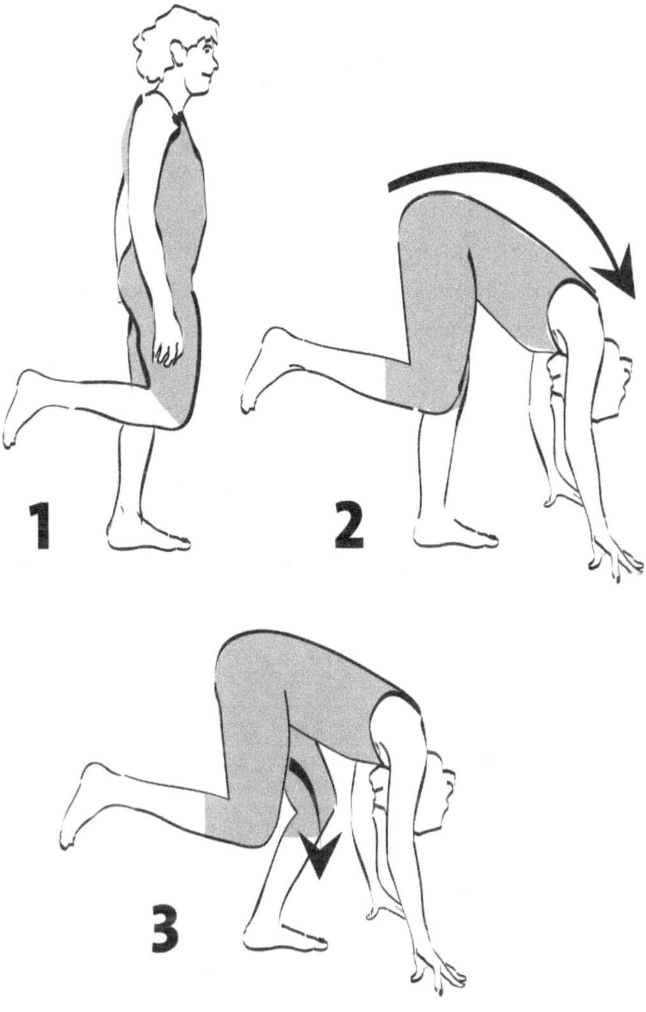
1
2
3

Variante 2 – Abstützen an der Wand

Einigen Menschen bereitet diese Übung Schwierigkeiten oder sogar Schmerzen in den Kniegelenken.

- Stellen Sie sich seitlich an die Wand, der Oberkörper ist aufrecht, die rechte Schulter zeigt zur Wand.
- Stützen Sie sich mit der rechten Hand an der Wand ab. Verlagern Sie das gesamte Körpergewicht auf den rechten Fuß, heben Sie Ihren linken Fuß an, führen ihn mit der linken Hand fassend so weit nach hinten wie möglich und beugen und strecken Sie das rechte Knie.
- Der Fuß des Standbeins bleibt immer mit der Ferse am Boden.

Führen Sie diese Bewegung mehrfach durch, bis Sie auf der Belastungsskala Ihre persönliche 7 erreicht haben. Schütteln Sie nun die Beine und Arme aus.

Anschließend machen Sie die Übung mit der anderen Körperseite.

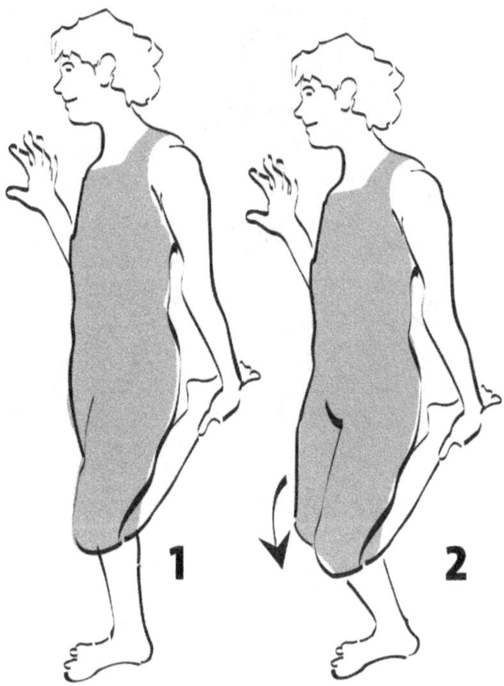

Variante 3 – Mit den Händen auf einer Tisch-, Stuhl- oder Sofakante

Wenn Sie nicht ganz mit dem Oberkörper und Ihren Händen auf den Boden kommen, können Sie es mit den verschiedenen Höhen versuchen.

- Beugen Sie sich mit Ihrem Oberkörper nach vorn und stützen Sie sich auf einer Tisch-, Stuhl- oder Sofakante ab. Führen Sie die Übung so aus, wie in Variante 1 beschrieben.
- Falls keine dieser Varianten für Sie im Moment möglich ist, lassen Sie diese Übung einfach weg und machen mit der nächsten Übung weiter.

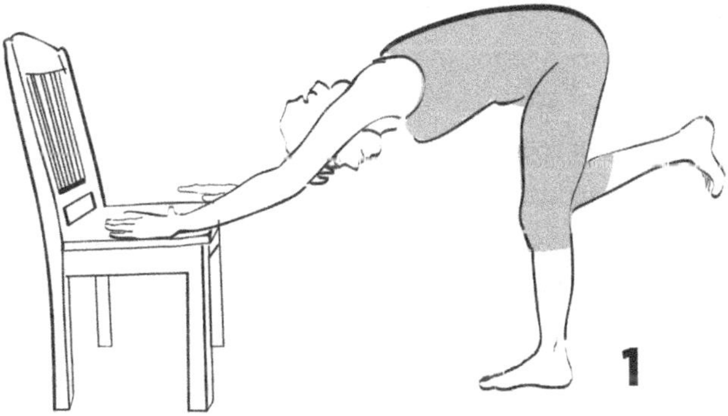

1

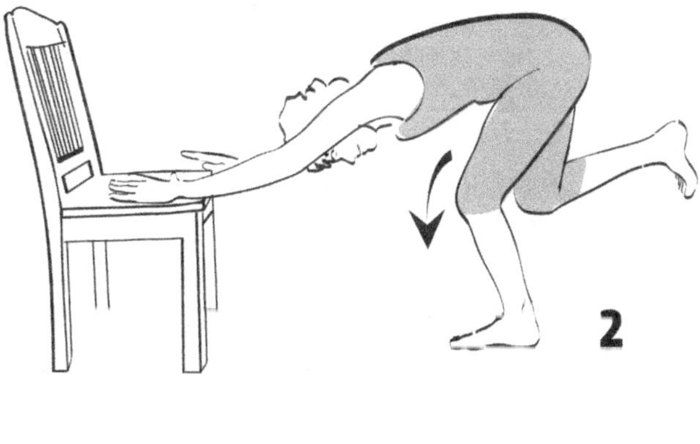

2

Übung 8: Das Dehnen der Adduktoren (Reitermuskeln)

Variante 1 – Mit gebeugtem Oberkörper

- Stellen Sie die Füße so weit auseinander, dass Sie eine leichte Spannung an der Innenseite Ihrer Oberschenkelmuskeln (der Adduktoren) spüren. Die Füße stehen parallel zueinander, die Knie sind leicht gebeugt und weich.
- Beugen Sie Ihren Oberkörper und Kopf nach vorn, bis Ihre Finger den Boden berühren. Gegebenenfalls stellen Sie Ihre Beine noch etwas weiter auseinander, bis Sie eine Dehnung an der Innenseite Ihrer Oberschenkel und in den Kniekehlen spüren.
- Falls Sie nicht bis zum Boden kommen, beugen Sie sich so weit nach vorn, wie es Ihnen möglich ist. Machen Sie in dieser Position mit geöffnetem Mund drei tiefe Atemzüge. Wandern Sie nun mit beiden Händen in Richtung Ihres rechten Fußes. Die Beine bleiben unverändert stehen. Bleiben Sie in dieser Position für drei lange und tiefe Atemzüge. Wandern Sie nun mit beiden Händen in Richtung Ihres linken Fußes und halten Sie auch diese Position für drei lange und tiefe Atemzüge.
- Gehen Sie mit Ihren Händen bis zur Körpermitte und strecken Sie die Hände nach hinten durch die Beine durch, die Handflächen zeigen auf den Boden.
- Halten Sie auch diese Position wieder für drei lange und tiefe Atemzüge.

Falls Ihnen diese Position an den Schultern, Armen oder Fingern sehr unangenehm ist, strecken Sie die Arme einfach zwischen die Beine durch. Bei dieser Übung kann es vorkommen, dass Sie ein leichtes unwillkürliches Zittern oder Schütteln in den Beinen wahrnehmen. Das ist völlig in Ordnung, genau das wollen wir erreichen. Wenn es Ihnen möglich ist, lassen Sie es einfach geschehen, ohne es zu stoppen. Beenden Sie diese Übung, indem Sie die Füße in Hüftbreite zueinander bringen und dann langsam wieder in die aufrechte Position und zum Stehen kommen.

Schütteln Sie nun die Beine und Arme kräftig aus.

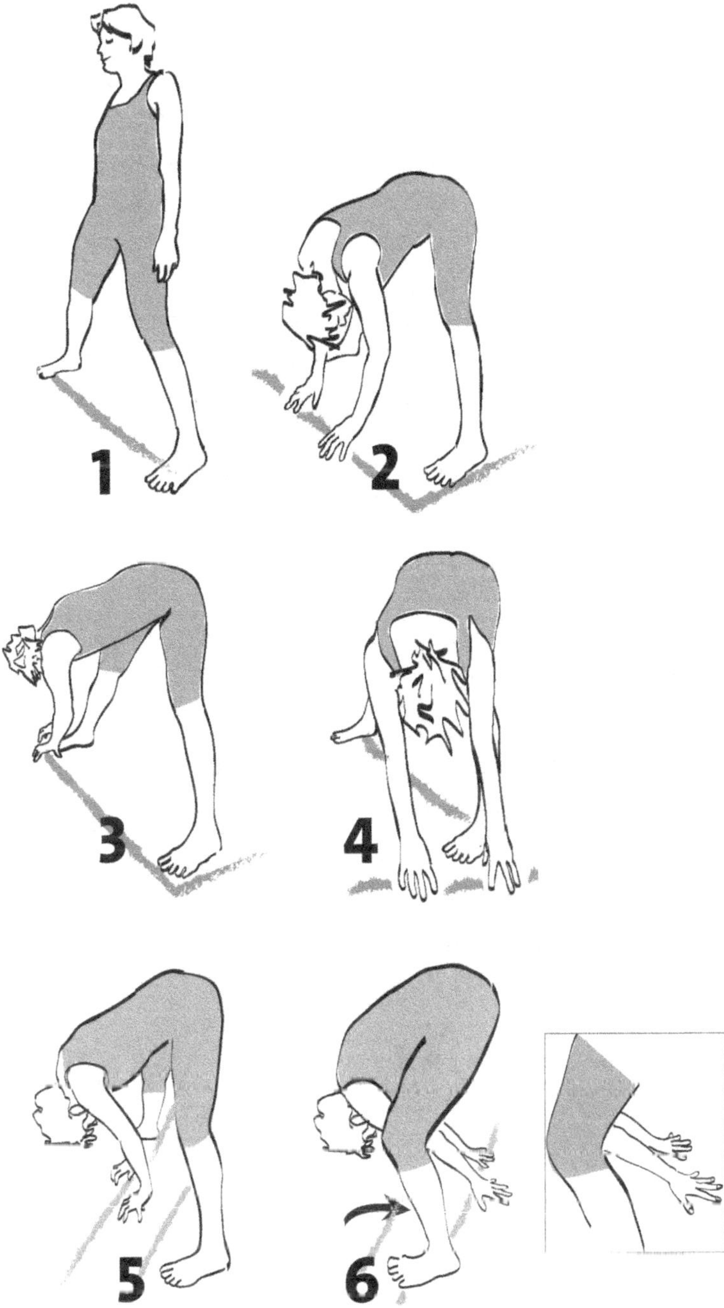

1
2
3
4
5
6

Variante 2 – Mit aufrechtem Oberkörper

- Falls es Ihnen nicht möglich ist, diese Übung mit dem Kopf nach unten durchzuführen, halten Sie den Kopf in einer aufrechten Position.
- Stellen Sie sich zunächst gerade und aufrecht vor eine Wand. Öffnen Sie Ihre Fußposition so weit, bis Sie wie in einer Grätsche vor der Wand stehen und ein leichtes Ziehen an der Innenseite Ihrer Oberschenkel fühlen.
- Laufen Sie mit Ihren Händen nun an der Wand von einer Seite zur anderen, bis Sie anschließend wieder in der Mitte ankommen.
- In jeder dieser Positionen bleiben Sie für drei lange und tiefe Atemzüge.
- Beenden Sie die Übung in der Mittelposition. Schütteln Sie die Beine und Arme kräftig aus.

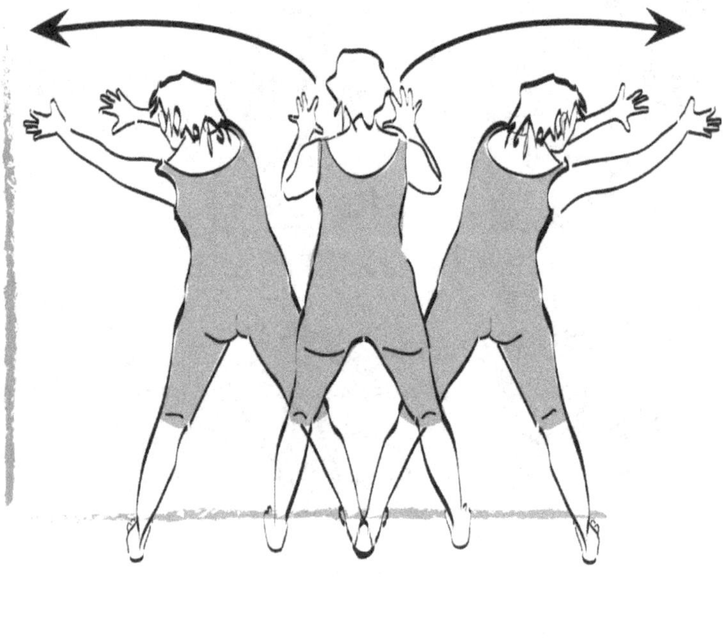

Übung 9: Das Dehnen der Psoas-Muskeln

Variante 1 – Die Psoas-Eigendehnung in der Kniebeugung, rechts-rechts-Abfolge

- Machen Sie einen Ausfallschritt nach rechts vorn, wobei das hintere linke Bein ausgestreckt mit dem Fußrücken (dem Spann) auf dem Boden liegt. Falls Ihnen diese Übung anfangs zu große Probleme bereitet, können Sie den hinteren Fuß auch mit dem Fußballen aufsetzen. Sie können sich ein Kissen oder Handtuch unter das Knie legen und dieses darauf ablegen.
- Nehmen Sie gleichzeitig den rechten Arm nach oben, beugen ihn über den Kopf und dehnen ihn mit dem Rumpf auf die linke Körperseite. Der Blick bleibt nach vorn ausgerichtet.
  Bleiben Sie ca. 30 Sekunden in der Dehnphase und atmen Sie regelmäßig weiter.
- Wechseln Sie die Körperseite und wiederholen Sie die Übung mit dem anderen Bein.

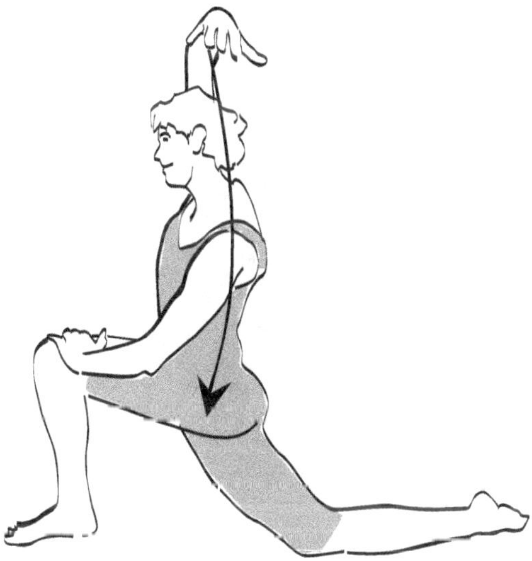

Variante 2 – Die Psoas-Eigendehnung in der Kniebeugung, rechts-links-Abfolge

- Machen Sie einen Ausfallschritt nach rechts vorn, wobei das hintere linke Bein ausgestreckt mit dem Fußrücken (dem Spann) auf dem Boden liegt. Falls Ihnen diese Übung anfangs zu große Probleme bereitet, können Sie den hinteren Fuß auch mit dem Fußballen aufsetzen. Sie können sich ein Kissen oder Handtuch unter das Knie legen und dieses darauf ablegen.
- Nehmen Sie gleichzeitig den linken Arm nach oben, beugen ihn über den Kopf und dehnen ihn mit dem Rumpf auf die rechte Körperseite. Der Blick bleibt nach vorn ausgerichtet.
- Bleiben Sie ca. 30 Sekunden in der Dehnphase und atmen Sie regelmäßig weiter.
- Wiederholen Sie die Übung mit dem anderen Bein.

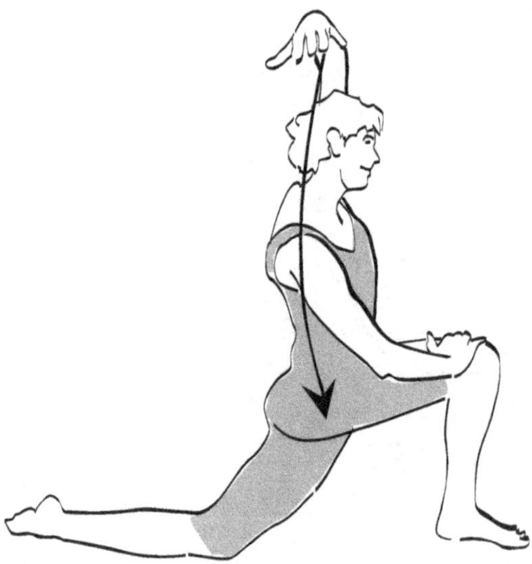

Variante 3 – Der Mondgruß, eine Position aus dem Yoga

- Machen Sie einen Ausfallschritt nach rechts vorn, wobei das hintere linke Bein ausgestreckt mit dem Fußrücken (dem Spann) auf dem Boden liegt.
- Falls Ihnen diese Übung anfangs zu große Probleme bereitet, können Sie den hinteren Fuß auch mit dem Fußballen aufsetzen. Sie können sich ein Kissen oder Handtuch unter das Knie legen und dieses darauf ablegen.
- Führen Sie beide Arme gestreckt nach oben, an den Ohren vorbei nach hinten und öffnen Sie die Arme wie zu einem V.
- Schieben Sie die Hüfte nach vorn und öffnen Sie dadurch die Leiste.
- Halten Sie diese Position ca. 30 Sekunden, das sind ca. 5 tiefe und regelmäßige Atemzüge.
- Wechseln Sie danach die Beinposition und führen Sie die Übung mit der anderen Körperseite durch.

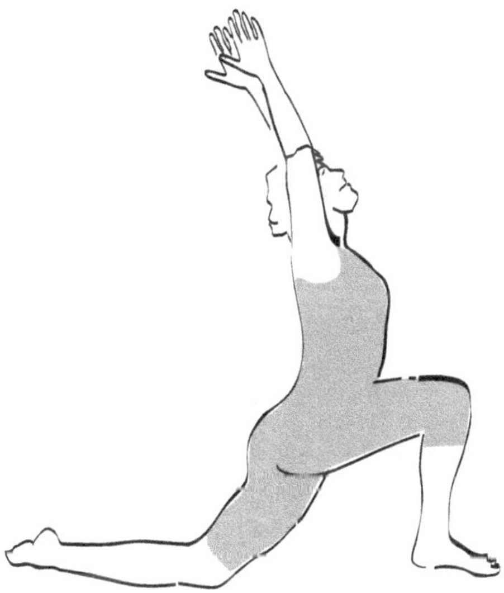

Variante 4 – Im Stehen

- Stellen Sie sich zunächst gerade und aufrecht hin. Die Füße sind hüftbreit und parallel ausgerichtet. Legen Sie Ihre Fäuste oder Handflächen auf den unteren Rücken, beim Übergang zum Gesäß.
- Drücken Sie nun Ihr Becken nach vorn, nutzen Sie dabei Ihre Hände, die im unteren Rücken platziert sind, so dass der Körper wie ein leichter Bogen gespannt ist. Den Kopf können Sie leicht in den Nacken legen. Achten Sie darauf, dass Sie nicht ins Hohlkreuz kommen, der Druck, die Kraft geht vom Becken aus.
- In dieser Position sollten Sie eine leichte Spannung in den Oberschenkeln spüren, idealerweise auch auf der ganzen Vorderseite Ihres Körpers.
- Ausgehend von den Hüften, drehen Sie nun die rechte Schulter zurück und schauen über die rechte Schulter nach hinten. Der Blick ist nach oben gerichtet. Ihre Fußstellung bleibt unverändert, die Knie ebenso nach vorn ausgerichtet.
- Die Drehung findet im Oberkörper statt. Nun findet eine Dehnung über die Diagonale statt, von der linken Hüfte hin zur rechten Schulter.
- Bleiben Sie für drei lange und tiefe Atemzüge in dieser Position.
- Kommen Sie dann wieder in die Bogenstellung, in die Ausgangsposition zurück. Das Becken bleibt vorn. Drehen Sie sich zur anderen Seite. Halten Sie diese Position drei lange und tiefe Atemzüge.
- Kommen Sie in die Mitte zurück und führen Sie nun Ihre Ellenbogen so weit im Rücken zusammen, dass Sie eine deutliche Dehnung im Brustkörper spüren. Legen Sie den Kopf dabei leicht in den Nacken.
- Bleiben Sie drei lange und tiefe Atemzüge in dieser Position. Zum Ende kommen Sie in die Mitte zurück und stellen sich dann aufrecht hin.

Bei dieser Übungsfolge kann es sein, dass Sie bereits ein Vibrieren oder Zittern in den Oberschenkeln oder im Oberkörper bemerken. Wenn es Ihnen möglich ist, lassen Sie es einfach geschehen, ohne es zu stoppen.

Nach dieser Übung können Sie sich einmal nach vorn beugen und sich aushängen lassen – wie eine Affenschaukel. Räkeln Sie sich und wippen Sie in dieser Position, so wie es Ihnen am meisten Wohlbefinden bereitet.

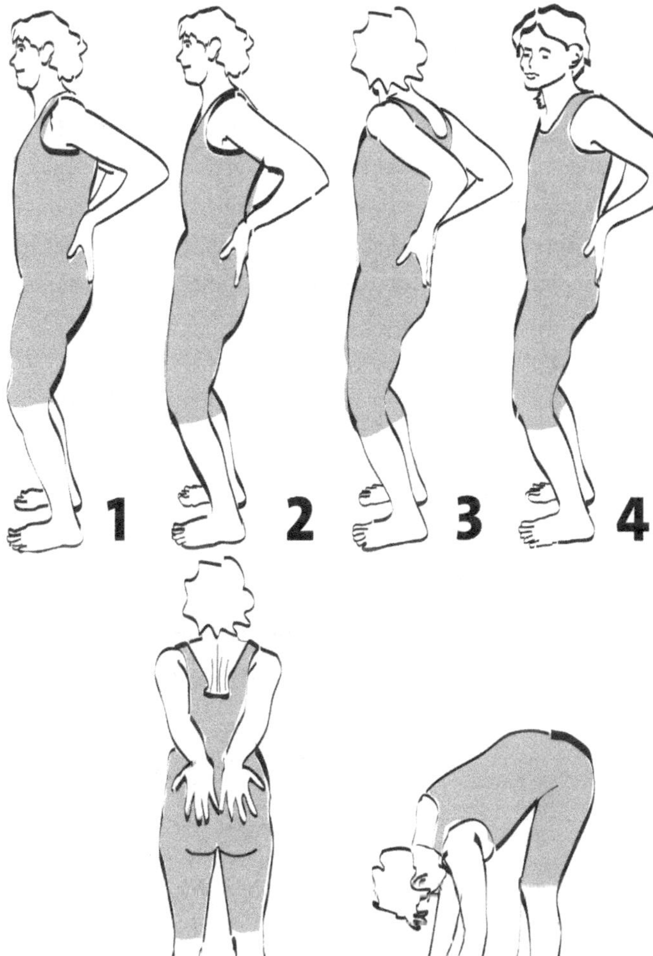

Variante 5 – Die Zumo Hocke

- Stellen Sie sich gerade und aufrecht hin. Die Füße stehen etwas mehr als schulterbreit auseinander. Die Zehen richten Sie gerade an der Mitte Ihres Körpers aus. Öffnen Sie die Fußspitzen in einem 45°-Winkel nach außen.
- Atmen Sie ein und lassen Sie sich in die Hocke hinab. Die Knie bleiben über dem Knöchel. Das ist wichtig, damit das Knie nicht zu stark belastet wird. Die Oberschenkel sollten parallel zum Boden sein und der Rücken gerade – leicht nach vorn gebeugt.
- Die Ellbogen führen Sie zwischen die Knie, und die Hände falten Sie vor der Brust oder Sie pressen die Handflächen zusammen. Der Bauch ist angespannt und der Rücken so gestreckt wie möglich.
- Der Fokus liegt hier auf der sitzenden Position und nicht auf dem Beugen der Knie, die Füße bleiben auf dem Boden und die Fersen werden in den Boden gedrückt.
- Halten Sie die Position 30 Sekunden und atmen Sie dabei regelmäßig.
- Kommen Sie dann in die Ausgangsposition zurück. Wiederholen Sie die Übung zwei- bis dreimal.

Tipp: Um die Dehnung zu erleichtern, legen Sie ein gefaltetes Handtuch unter Ihre Fersen. Wenn Sie die Übung gut halten können, ist das eine schöne Position, um im Garten Unkraut zu jäten.

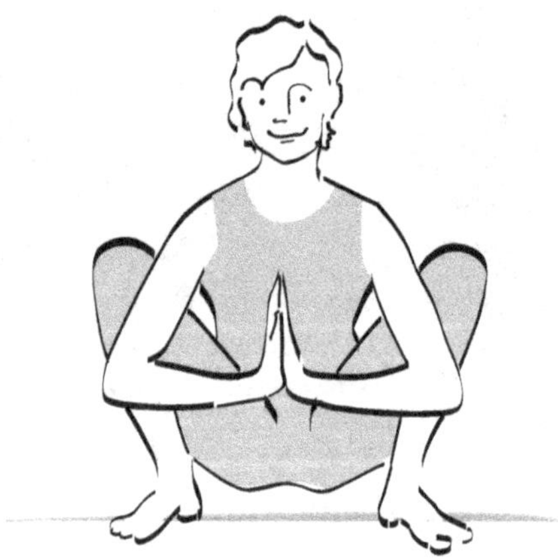

Übung 10: Die Dehnung der Oberschenkelmuskulatur

Sorgen Sie vor Beginn der Übung für eine sichere, rutschfeste Position (s. Kap. 3, S. 32).

- Lehnen Sie sich mit dem Rücken an die Wand, die Arme hängen locker an den Seiten – so, als würden Sie sich auf einen Stuhl setzen. Ihre Füße sind hüftbreit geöffnet und so weit nach vorn ausgerichtet, dass Sie Ihr Gewicht nicht mit den Knien halten, sondern in Ihre Füße abgeben. Als Orientierung ist es hilfreich, dass Sie in dieser Position Ihre Fußspitzen sehen.
- Auf Ihrer Belastungsskala gehen Sie nun auf die Suche nach Ihrer persönlichen 7 und verweilen dort eine Weile – für etwa eine Minute, so dass Sie 10 bis15 Atemzüge ausführen können. Hierbei wird der Oberschenkelmuskel (Quadrizeps) gestresst, es kann zu einem leichten Brennen und auch Zittern kommen.

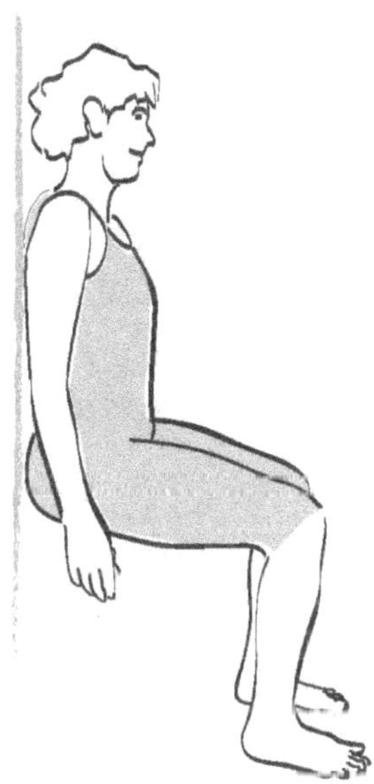

Das Zittern und Entspannen – im Stehen und im Liegen

Das Zittern an der Wand

Nachdem Sie bei Übung 10 Ihre persönliche 7 eine Weile gehalten haben, gehen Sie nun Schritt für Schritt an der Wand nach oben und reduzieren dadurch die 7 auf eine 4 bis 5 auf Ihrer Belastungsskala – atmen Sie dabei regelmäßig weiter.

Indem Sie mit Ihrem Rücken an der Wand nach oben gehen und dabei Ihre Füße Stück für Stück wieder näher an die Wand stellen, reduzieren Sie die Belastung in den Oberschenkeln.

Immer dann, wenn Sie Ihre Belastung reduzieren, bleiben Sie einen Moment in dieser Position mit weichen Knien stehen, die Arme können Sie entspannt neben Ihrem Körper hängen lassen und abwarten, ob sich ein Zittern irgendwo im Körper einstellt. Atmen Sie einmal tief ein und aus.

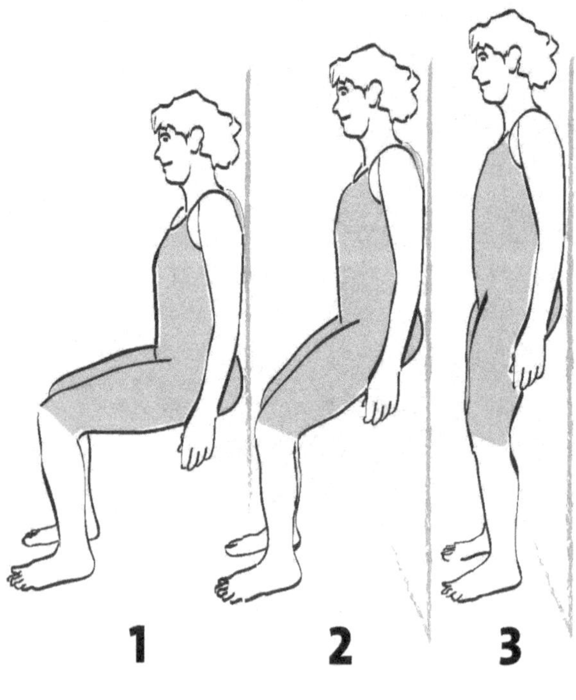

Anspannung aus dem Gesicht lösen

Mögliche Spannung aus dem Gesicht lösen Sie, indem Sie Ober- und Unterkiefer leicht öffnen und die Zunge entspannt in der Mundhöhle ablegen. Dabei können Sie den Mund leicht öffnen oder geschlossen lassen, so, wie es für Sie in diesem Moment am angenehmsten ist. Atmen Sie dann einmal tief ein und aus.

Wenn Ihr Körper zu zittern beginnt oder sich bewegt, folgen Sie diesem Impuls. Lassen Sie es einfach laufen – solange wie Sie es möchten und es sich gut anfühlt. Unterbrechen können Sie jederzeit (s. Kap. 3, S. 34).

Sie können beim Zittern an der Wand Ihre Augen geöffnet lassen oder sie schließen. So wie es für Sie am angenehmsten ist.

Beenden Sie nach etwa fünf Minuten die Übung an der Wand, unabhängig davon, ob Sie gezittert haben oder nicht.

Manchmal können es kleine, feine Vibrationen im Körper sein, die Sie fühlen, die von außen nicht sichtbar sind, es können auch stärkere Schüttelbewegungen in den Oberschenkeln sein, die die unteren Beine mit bewegen. Oder Ihr Oberkörper bewegt sich horizontal oder vertikal, Ihre Arme / Finger zucken oder vibrieren.
Manchmal können diese Vibrationen schon bei der ersten Übung beginnen – also, wenn Sie dabei sind, Ihre 7 zu suchen, manchmal kommt Ihr Körper auch schon bei der 5 oder 2 in den unwillkürlichen Schüttelprozess. Die Zahlen dienen Ihnen als Hilfswerk, um auf die Suche zu gehen, wo in diesem Moment die lebendigsten Vibrationen in Ihrem Körper entstehen. Das kann jedes Mal sehr unterschiedlich sein.
Oder Sie nehmen zunächst keine Vibrationen wahr; auch das ist völlig in Ordnung.

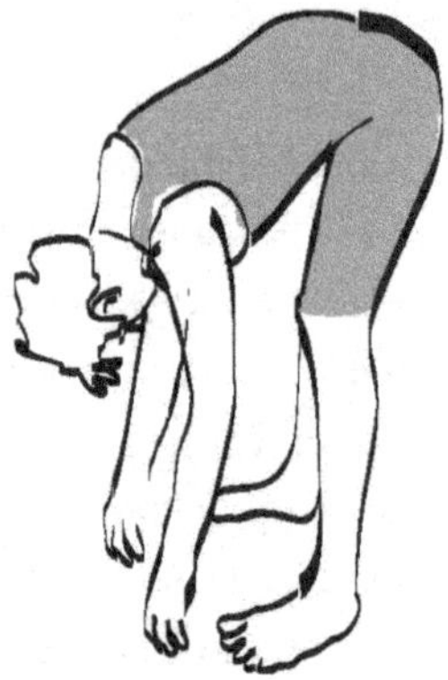

Lassen Sie Ihren Oberkörper entspannt nach vorn hängen, die Arme so weit nach unten, wie es Ihnen angenehm ist. Ihre Knie sind dabei leicht gebeugt. Vielleicht zittert es noch etwas nach, es wird stärker oder schwächer – bleiben Sie solange in dieser Position, wie es Ihnen angenehm ist.

Die Überleitung vom Stehen zum Liegen

Nachdem Sie die Übungen und das Zittern an der Wand beendet haben, richten Sie sich Ihren Platz zum Üben und Zittern auf dem Boden ein.

Legen Sie sich bequem auf den Rücken und beginnen Sie sich zu strecken, zu dehnen und zu räkeln, vielleicht seufzen Sie dabei. Öffnen Sie den Mund und gähnen Sie aktiv, atmen Sie tief ein und aus und strecken Sie sich weiter, bis Ihr Körper so entspannt wie es jetzt in diesem Moment geht, auf dem Rücken liegt.

Schließen Sie für einen Moment die Augen und spüren Sie Ihren Körper. Vielleicht schlummern oder dösen Sie ein bis zwei Minuten. Dann beginnen Sie mit Übung 11.

Übung 11: Das Dehnen im Liegen

- Legen Sie sich nun auf den Rücken, die Fußsohlen berühren sich und die Knie fallen locker und entspannt auseinander. Die sogenannte »Froschposition«. Die Arme können an den Körperseiten liegen.
- Ziehen Sie die Fersen so weit wie möglich an den Körper heran. Achten Sie auf eine sichere und rutschfeste Fußstellung.
- Heben Sie nun das Becken vom Boden. Die Knie bleiben so weit geöffnet, wie es geht. Suchen Sie Ihre persönliche 7 auf Ihrer Belastungsskala und bleiben Sie dann für etwa eine Minute (10–15 normale Atemzüge) in dieser Position.
- Legen Sie anschließend das Becken wieder auf dem Boden ab. Die Fersen und die Knie bleiben in der Ausgangsposition.
- Vielleicht entsteht schon bei der Übung, beim Halten Ihrer 7 oder nach dem Ablegen ein Schütteln oder Vibrieren in Ihrem Körper, in den Beinen, im Becken.

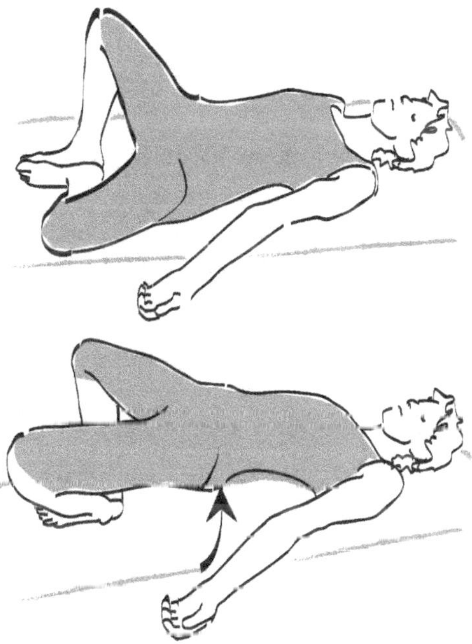

Das Zittern im Liegen

Variante 1 – Beine und Füße sind in der »Froschposition«

- Liegen Sie entspannt, die Fußsohlen berühren sich in der Froschposition. Wenn es nun zu einem Vibrieren, Schütteln oder Zittern kommt, lassen Sie es geschehen – atmen Sie regelmäßig weiter.
- Bewegen Sie nun die Knie etwa zwei bis fünf Zentimeter aufeinander zu – eine schließende Bewegung. Stoppen Sie dann, halten Sie die Position, atmen Sie einmal kräftig ein und wieder aus und verweilen Sie so zwei bis drei Minuten.
- Schauen Sie, was passiert. Vielleicht entsteht irgendwo im Körper ein Zittern – Ihr Körper fängt ganz von allein mit dem Schütteln an. Er vibriert.
- Unterbrechen Sie die Bewegung, wenn es Ihnen unangenehm wird oder wenn Sie Schmerzen bekommen.
- Schließen Sie nun Ihre Knie zwei bis fünf Zentimeter mehr, halten Sie die Position, atmen Sie einmal kräftig ein und wieder aus und verweilen Sie so wieder zwei bis drei Minuten. Machen Sie dies mehrfach.
- Die Knie werden in dieser Froschposition langsam mehr und mehr aufeinander zubewegt. Sie schließen die Knie. Experimentieren Sie einfach damit. Gehen Sie auf die Suche: Wo entstehen heute in welcher Position die lebendigsten Vibrationen?
- Wenn Sie dieses Vibrieren als angenehm empfinden, dann lassen Sie Ihren Körper einfach weitermachen. Dann können Sie diese unwillkürlichen Bewegungen Ihres Körpers, das Zittern, Vibrieren, Schütteln, Zucken (oder wie immer Sie es wahrnehmen) einfach geschehen lassen.
- Spüren Sie dabei einen Bewegungsimpuls, folgen Sie diesem – die Rückenlage ist lediglich eine Startposition, von der aus Sie Ihrem Körper folgen können, wenn Sie möchten.
- Möchten Sie an Ihrer Position etwas verändern, dann tun Sie es und beobachten Sie, was diese Veränderung mit Ihren unwillkürlichen Bewegungen macht.

- Das Zittern kann sich im Lauf der Übung verändern, es kann stärker oder schwächer werden, oder es pausiert plötzlich, es kann von der einen in die andere Körperregion wandern. Es kann aber auch gleichbleiben, die Vielfalt ist fast unbeschreiblich. Alles ist jederzeit richtig und völlig in Ordnung.
- Wenn Sie eine angenehme Position gefunden haben, können Sie ca. 15 Minuten Ihren Körper schütteln lassen.

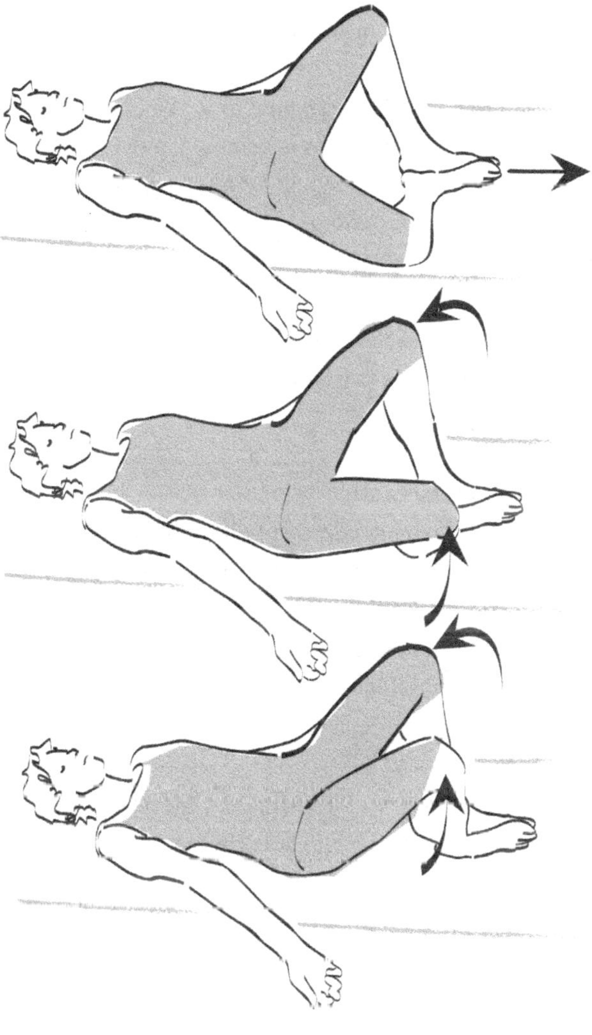

Variante 2 – Beine und Füße in der parallelen Position

- Stellen Sie Ihre Füße parallel auf den Boden, die Knie sind dabei leicht geöffnet.
- Öffnen Sie nun die Knie etwa zwei bis fünf Zentimeter, so als ob die Knie leicht auseinanderfallen. Stoppen Sie danach, halten Sie diese Position, atmen Sie einmal kräftig ein und wieder aus und verweilen so zwei bis drei Minuten.
- Bei dieser parallelen Position kann es sein, dass die Bewegung verstärkt aus dem Becken entsteht und sich in den unteren Rückenbereich ausdehnt.
- Stoppen Sie auch hier die Bewegung, wenn es Ihnen unangenehm wird oder wenn Sie Schmerzen bekommen. Achten Sie zwischendurch immer wieder auf mögliche Spannung im Gesicht und versuchen Sie diese aktiv zu lösen, indem Sie Ober- und Unterkiefer leicht öffnen und dabei einmal tief ein- und ausatmen.
- Öffnen Sie Ihre Knie um weitere zwei bis fünf Zentimeter, anschließend stoppen, die Position halten. Atmen Sie einmal kräftig ein und wieder aus und verweilen Sie wieder zwei bis drei Minuten so.
- Machen Sie dies mehrfach – gehen Sie auf die Suche nach den lebendigsten Vibrationen.
- Bevor Sie nun die Übung beenden (gilt für beide Varianten), stellen Sie beide Füße auf und lassen die Knie noch ein wenig auseinanderfallen. Erlauben Sie es sich, dass sich die unwillkürlichen Bewegungen in Ihrem Körper weiter ausbreiten.
- Strecken Sie zum Abschluss die Beine aus, so dass Sie flach auf dem Boden liegen, lassen Sie auch hier noch eventuelle Bewegungen zu und ruhen Sie sich aus.
- Suchen Sie sich für ein bis zwei Minuten eine bequeme, angenehme liegende Position – Ihre Lieblingsabschlusslage. Machen Sie es sich vielleicht auch mit einem Kissen und einer Decke bequem und entspannen Sie sich.
- Kommen Sie anschließend langsam zum Sitzen.
- Halten Sie noch einen Moment inne, und beschreiben Sie für sich

selbst, was Sie nun in Ihrem Körper wahrnehmen. Wie fühlt sich Ihr Körper an? Vielleicht machen Sie sich ein paar Notizen? Im Anschluss dieses Kapitels finden Sie einen Vorschlag zur Selbstdokumentation.

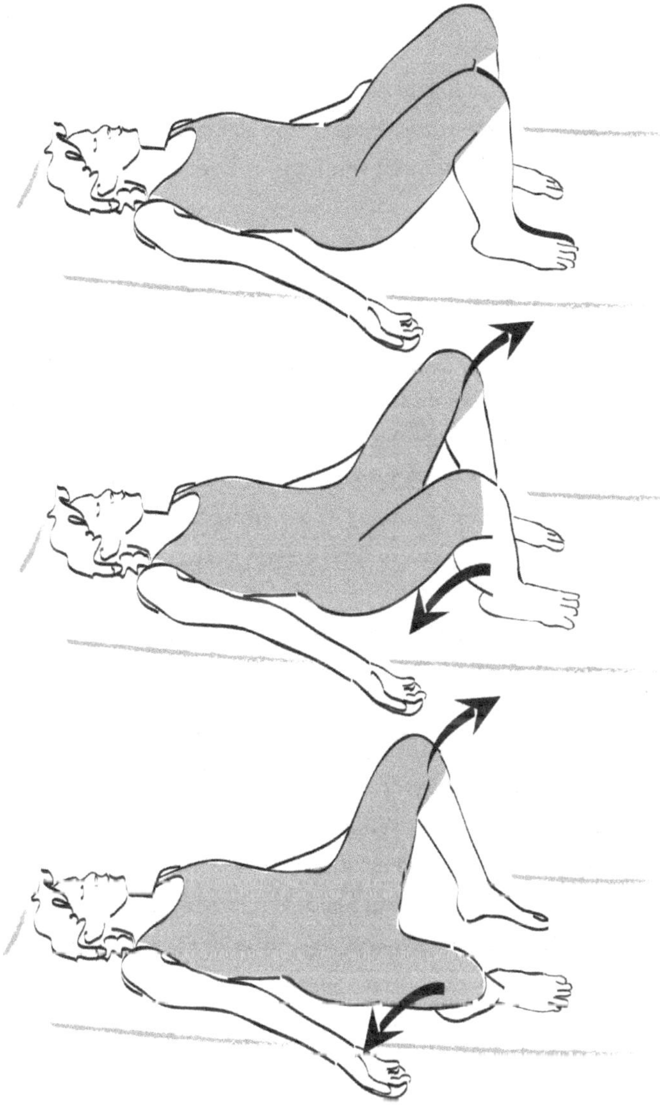

Wenn Sie schon einige Zeit die wohltuende Erfahrung des Zitterns erlebt haben und das Starten und Stoppen, Dosieren und Regulieren gut funktioniert, können Sie Ihrem Körper mit einfachen Interventionen neue lösende Impulse geben. Vielleicht schütteln Sie häufig sehr ähnlich, die Bewegungsabläufe sind vielfach gleich, oder einige Körperregionen Ihres Rückens und Schulter-Nackenbereichs sind immer noch verhärtet oder tun nach wie vor weh. Dann ist ein guter Zeitpunkt, mit den eigenen Interventionen zu beginnen. Sie können, aber Sie müssen nicht!

Interventionen stärken und fördern das Prinzip der lebendigen Vielfalt beim Zittern. Durch gezielte Selbstmassage und veränderte Körperpositionen kommen andere Körperregionen mit in Bewegung. Das Zittern wird dadurch stärker oder schwächer, oder es vibriert mehr im Inneren des Körpers und/oder weniger an der Oberfläche, oder es dauert länger oder kürzer. Möglicherweise kann eine bisher erlebte Trennung des Schüttelns im Oberkörper oder im Unterkörper dadurch aufgelöst werden und der gesamte Körper vibriert. Oder die rechte und linke Körperseite erfährt andere Bewegungsmuster, oder, oder, oder …

Je unterschiedlicher und abwechslungsreicher der gesamte Körper in lebendige Bewegungen kommt, desto stärker ist das Wohlbefinden. Jede Bewegung ist hilfreich und richtig. Denken Sie an die 17–23 kg Faszien, die allesamt durch das Zittern in die Bewegung kommen können. Die Interventionen haben das Ziel, dem Körper neue Wege des Zitterns mit den dazu passenden Körpererfahrungen anzubieten oder eine andere Körperregion aktiver ins Zittern einzubinden oder manche intensiv erlebten Bewegungen abzumildern.

Sie sind Ihr bester Therapeut: Bei den eigenen Interventionen agieren Sie am besten wie ihr eigener wohlwollender Physiotherapeut. Berühren, streicheln oder massieren Sie sich, wo immer es für Sie am angenehmsten und wohltuendsten ist.

Integrieren Sie bei Ihren eigenen Interventionen darüber hinaus Ihr Wissen und Ihre Erfahrungen, die Sie in krankengymnastischer Praxis oder bei der Massage gesammelt haben oder aus anderen Körperbehandlungen als nützlich und wohltuend in Erinnerung haben. Was fanden Sie hilfreich bei der letzten Behandlung, welchen Punkt hat Ihr Therapeut aktiv behandelt, damit die Verhärtung oder sogar der Schmerz weniger wurden? Hat er eher kreisend mit mehreren Fingerspitzen massiert, oder einen festen Druckpunkt mit einem Finger gehalten? Wie fühlt es sich an, wenn Sie es selbst tun?

Folgen Sie Ihrer Intuition. Wo möchte ich gerade selbst Hand oder Finger anlegen, schmerzhafte Punkte schmelzend auflösen oder welche Position möchte ich einnehmen?

Falls es durch die eigenen Interventionen zum Stillstand des Zitterns kommt, ist das nicht schlimm. Es ist lediglich eine Information und auf jeden Fall richtig. Beenden Sie die Intervention und suchen Sie wieder eine Position, in der Sie wieder in das unwillkürliche Zittern kommen.

Absichtsvolle Interventionen absichtslos laufen lassen!

Was ist Ihre Absicht? Welche Interventionen wählen Sie? Und welche Auswirkungen haben sie? Sind die Auswirkungen unmittelbar erlebbar oder stellt sich eine Verbesserung erst nach einigen Stunden oder sogar erst am nächsten Tag ein?

Falls Sie eine regelmäßige Schmerzdokumentation Ihrer Zitterpraxis durchführen, sind Ihre Erfahrungen festgehalten, fast objektiv für Sie messbar.

Nach wie vor gilt bei der FSR-Körperarbeit das Prinzip der Absichtslosigkeit. Der Körper zittert, wie er will. Am Ende einer absichtsvollen Intervention, die in der Regel eine Minute andauert, beenden Sie Ihre Absicht so gut es geht und folgen Ihrem Körper und seinen Bewegungsimpulsen. Jetzt ist der Körper wieder das selbstregulierende Element. Ihr Körper zittert weiter, gleich, anders, ähnlich, stärker oder schwächer, oder er hört vielleicht sogar für einen Moment auf. Lassen Sie ihm Zeit, auf die gesetzte Intervention zu reagieren. Möglicherweise spüren Sie eine Veränderung. Vielleicht auch nicht. Diese Veränderung kann eher angenehm oder eher unangenehm sein. Spüren Sie nach. Bleiben Sie im Erleben eher im Bereich unangenehm, verändern Sie Ihre Position so lange, bis Sie wieder einen Zitterzustand erreichen, in dem Sie sich sicher und wohl fühlen und vor allem keine neuen Schmerzen erleben. Bleiben Sie aufmerksam und neugierig mit Ihren Erfahrungen.

Bei den eigenen Interventionen gilt es immer die Balance zu halten, Ihren Körper seinen eigenen Weg der Selbstregulation finden zu lassen und ihm trotzdem sanfte, liebevolle Impulse und Anregungen für schmerzhafte Regionen zu geben, um dort eine gezieltere Mobilisation und Beweglichkeit zu initiieren und so Schmerzen zu reduzieren.

Bitte experimentieren Sie. Das Einzige was passieren kann, ist, dass Ihr Körper mit dem Zittern aufhört. Kein Problem. Dann machen Sie einfach einen Moment Pause; wenn Sie liegen, strecken Sie die Beine kurz aus. Wenn Sie an der Wand lehnen, gehen Sie ein paar Schritte im Raum umher. Danach gehen Sie wieder in Ihre vertraute und sichere Ausgangsposition des Zitterns zurück und machen weiter.

Bei allem Wollen und guten Absichten – beobachten Sie Ihren Körper, lassen Sie ihm Zeit. Begegnen Sie allem, was Sie bei dieser Arbeit erleben, mit Freundlichkeit, mit einer neugierigen Aufmerksamkeit. Zwingen Sie nichts herbei, strengen Sie sich nicht an, lassen Sie es nach Möglichkeit »einfach« geschehen. Bleiben Sie entspannt!

Auch wenn Ihr Körper vielleicht zunächst nicht ins Zittern kommt oder es »nur« ganz kleine und feine Bewegungen sind, ein inneres Vibrieren, klein und zart, und Sie sich mehr erhofft oder gewünscht haben: Alles ist zu jedem Zeitpunkt völlig in Ordnung und wirksam. Gehen Sie respektvoll und liebevoll mit sich um. Sie haben es verdient.

Alles ist zu jedem Zeitpunkt richtig. Es gibt kein Falsch bei dieser Arbeit. Und wenn Sie nach einer Intervention mit dem Zittern aufhören, ist das einfach eine Information Ihres Körpers. Sie wissen ja bereits, wie Sie es selbstbestimmt wieder initiieren können.

Die hier beschriebenen Interventionen stellen einen Auszug für die Regionen im oberen und unteren Rücken dar. Wie beschrieben (s. Kap. 4, S. 125 und Kap. 7, S. 165 ff., S. 168 ff., S. 179 ff.), sind die große Rückenfaszie und die Schulterfaszie für Verhärtungen, Verspannungen und Schmerzen maßgeblich verantwortlich. Mit den hier vorgestellten Interventionen für diese Regionen ist die Absicht verbunden, verhärtete Körperregionen geschmeidiger zu machen und dadurch festsitzende Spannungsenergie leichter und besser zu lösen. So können leichter angenehme Bewegungen ausgelöst werden, die Schmerzen schwächer werden lassen.

Sie können sie im Liegen und im Stehen anwenden. Während Ihr Körper zittert oder vibriert, können Sie die Interventionen durchführen, oder sie stoppen zunächst das unwillkürliche Zittern, führen eine Intervention durch, atmen nach der Beendigung der Intervention zweimal tief ein und aus und überlassen Ihrem Körper anschließend wieder das Kommando. Interventionen sollten in der Regel eine Minute angewandt werden. Das sind etwa 10–15 Atemzüge.

Trigger Punkte oder Druckpunkte entlang der myofaszialen Leitbahnen (s. Kap. 6, S. 149 ff.) sind geeignete Körperstellen, um eigene Interventionsimpulse zu setzen oder sich selbst zu massieren.

Intervention für den Rücken und Schulter-Nackenbereich

Intervention 1: Die hintere Seitenstrecke dehnen

- Legen Sie sich auf den Rücken. Beide Beine sind ausgestreckt (zunächst lang vom Körper weg).
- Greifen Sie nun ein Handtuch an beiden Enden und legen Sie es um die Fußsohle.
- Heben Sie das rechte Bein vom Boden und strecken Sie es so gerade und lang es Ihnen möglich ist, in Richtung Himmel und ziehen Sie dann den Fuß zum Körper. Das linke Bein, Schultern und unterer Rücken behalten Bodenkontakt, dafür spannen Sie den Bauch fest an.
- Atmen Sie entspannt und halten Sie die Position für 30 Sekunden. Wiederholen Sie die Übung mit dem anderen Bein.

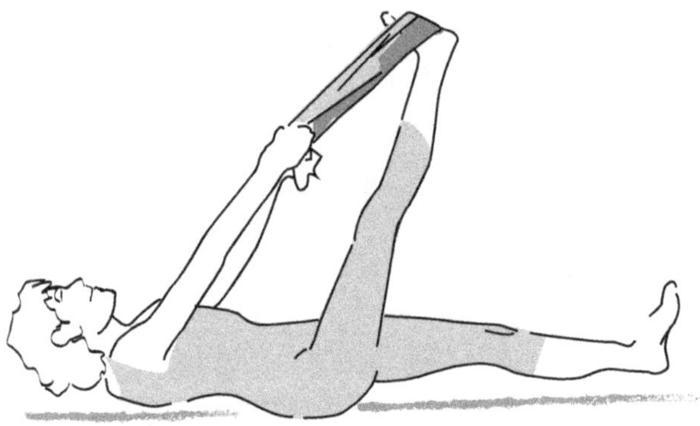

Intervention 2: Lendenwirbelsäulen – LWS Selbstmassage und Mobilisation

- Legen Sie sich auf den Boden, die Beine sind mit einem Kniewinkel von etwa 90° entspannt aufgestellt. Schieben Sie nun einen kleinen Massageball oder zwei weiche kleine Tennisbälle (im alten Socken verknotet) unter Ihren Rücken, oberhalb des Beckenkamms in den Lendenwirbelbereich und beziehen Sie auch den Übergang zum Kreuzbein ein.
- Rollen Sie über den unteren Rücken langsam vor und zurück.

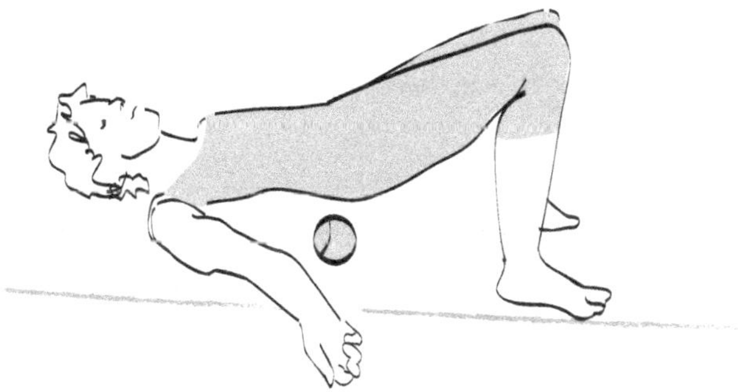

Intervention 3: Becken kippen – Becken drücken

- Sie liegen bequem auf den Rücken. Stellen Sie Ihre Füße parallel hüftbreit auf den Boden. Die Arme liegen entspannt neben dem Körper. Ihre Atmung ist ruhig und regelmäßig.
- Mit der Einatmung kippen Sie nun das Becken leicht nach vorn; die vorderen Hüftknochen gehen nach oben und das Steißbein bleibt auf dem Boden liegen.
- Beim Ausatmen drücken Sie Ihren Bauchnabel Richtung Boden und das Becken kippt nach hinten.
- Sie können diese Bewegung 3–4mal wiederholen.
- Sie können auch in der vorderen oder hinteren Position für 4–5 Atemzüge verweilen und in Ruhe spüren, wie Ihr Körper weiter zittert.
- Oder Sie drücken den unteren Rücken aktiv fest in den Boden und atmen dabei regelmäßig ein und aus.

Intervention 4: Die Schulter-Nackenmassage

- Diese Intervention können Sie im Liegen und im Stehen ausführen. Achten Sie beim Stehen darauf, dass Sie Ihren Kopf entspannt hängen lassen.
- Führen Sie Ihre Hände zum äußersten Punkt Ihres Schulter-Nackenbereichs. Beginnen Sie mit den Fingerspitzen mit der leichten, für Sie angenehmen Massage. Fühlen Sie die Gewebestellen, in die Sie direkt neben den Schulter- und Schlüsselbeinknochen drücken können? Tun Sie dies sanft und behutsam.
- Halten Sie für einen Moment den Druck auf einem Punkt und verstärken diesen noch ein bisschen bei der Ausatmung. Immer nur soweit, dass der Druckpunkt wie ein »Wohlschmerz« für Sie ist.
- Lösen Sie den Druck langsam wieder auf und führen Ihre Finger ein paar Zentimeter weiter im Gewebe Richtung Hals. Fahren Sie dort mit Ihrer Eigenmassage fort.
- Entlang Ihrer Schulter-Nackenlinie bewegen Sie sich immer weiter Richtung Halsmitte, bis sich Ihre Hände im hinteren Nackenbereich treffen und berühren. Auch diesen Bereich können Sie selbst massieren.
- Danach legen Sie die Arme wieder bequem neben Ihren Körper, bzw. lassen Sie Ihre Arme wieder locker hängen. Atmen Sie zweimal kräftig ein und wieder aus und lassen Ihren Körper weiter zittern.

Intervention 5: Anspannung aus dem Gesicht lösen

- Mögliche Spannung aus dem Gesicht lösen Sie, indem Sie Ober- und Unterkiefer leicht öffnen und die Zunge entspannt in der Mundhöhle ablegen. Dabei können Sie den Mund leicht öffnen oder geschlossen lassen, so, wie es für Sie in diesem Moment am angenehmsten ist. Atmen Sie einmal tief ein und aus.
- Wenn Ihr Körper zu zittern beginnt oder sich bewegt, folgen Sie diesem Impuls.
- Diese Intervention können Sie im Stehen und im Liegen regelmäßig wiederholen.

Intervention 6: Sich selbst umarmen

Wenn Sie auf dem Rücken liegen, heben Sie Ihre Arme, die rechts und links neben dem Körper liegen, hoch und nehmen Sie sich selbst in den Arm. Sie können Arme und Hände auch entspannt auf dem Vorderkörper ablegen. Versuchen Sie das Gleiche im Stehen. Atmen Sie zweimal tief ein und aus und atmen Sie anschließend in Ihrem normalen Rhythmus weiter.

Intervention 7: In den Himmel schauen

Verschränken Sie die Hände und legen Sie diese auf der Höhe der obersten Halswirbel in den Nacken oder unter den Kopf, genau so, als ob Sie gemütlich auf dem Strandtuch liegen und zum Träumen in den Himmel schauen.

Intervention 8: Handtuch auswringen

Diese Intervention können Sie im Stehen und im Liegen durchführen.

- Nehmen Sie ein mittelgroßes Handtuch, ein-, zweimal gefaltet, in beide Hände und heben Sie Ihre Arme über / vor die Brust. Ober- und Unterarme zeigen in etwa in einem 90° Winkel vom Körper weg.
- Stellen Sie sich vor, das Handtuch ist nass und sie wringen es so fest wie möglich aus. Wenn Sie die festeste Position gefunden haben, halten Sie diese Spannung für eine Minute / 10–15 Atemzüge. Atmen Sie gleichmäßig weiter. Wenn Sie stehen, lassen Sie Ihre Schulter so locker wie möglich nach unten hängen.
- Danach lassen Sie das Handtuch einfach zum Boden fallen und legen die Arme wieder neben dem Körper ab bzw. lassen Sie die Arme wieder neben dem Körper hängen.
- Atmen Sie zweimal tief ein und aus und anschließend in Ihrem Rhythmus weiter.

Intervention 9: Den Psoas-Muskel geschmeidiger machen

Eigenmassage der Leisten: Dazu ist wichtig, dass Sie spüren, wo Ihr Psoas-Muskel verläuft.

- Wenn Sie auf dem Rücken liegen, stellen Sie zunächst Ihre Beine hüftbreit, parallel nebeneinander auf. Legen Sie Ihre Handflächen/Fingerspitzen in die Leistengegend und ziehen Sie jetzt die Knie nacheinander oder beide Knie gleichzeitig etwas in Richtung Bauchnabel und stellen sie dann langsam wieder auf dem Boden ab.
- Wiederholen Sie diese Bewegung ein paarmal. Dabei sollten Sie in der Leiste beim Anziehen der Beine eine leichte Verhärtung spüren, die sich beim Abstellen der Beine wieder auflöst oder weniger wird. Dieser Strang ist Ihr Psoas-Muskel.
- Wenn Sie die Beine wieder entspannt abgestellt haben und in einer bequemen Position liegen und zittern, können Sie in dieser Leistenregion Ihren Psoas-Muskel punktuell oder flächig massieren. Möglicherweise stoppt das Zittern oder es verändert sich.
- Sie können die Massage vor dem Beginn des Zitterns ausprobieren oder mitten drin, dabei das Zittern stoppen und kurz unterbrechen oder es in die aktive Zitterpraxis integrieren. Probieren Sie den Ablauf aus, der Ihnen am angenehmsten ist.

Intervention 10: Oberschenkel-Massage

- Wenn Sie auf dem Rücken liegen und Ihre Beine aufgestellt haben, können Sie Ihre Oberschenkel massieren, indem Sie von der Leiste bis zum Knie linienförmig mit Ihren Daumen entlangfahren. Führen Sie die Bewegung langsam aus.
- Von der Außenseite bis zur Innenseite der Oberschenkel können Sie diese Linien massieren. Spüren Sie an einer Stelle eine Verhärtung, können Sie locker den Schmerzpunkt mit dem Daumen drückend halten; in der Faszientherapie spricht man von schmelzen.
- Halten Sie den Punkt etwa für eine Minute und spüren Sie nach, ob und was sich im Gewebe verändert.
- Achten Sie bei dieser Intervention auf eine ruhige und entspannte Atmung. (Siehe Intervention 5)

Intervention 11: Musik hören und singen

Legen Sie Ihre Lieblingsmusik zum Zittern auf. Wenn Sie wollen, singen Sie kräftig mit, dirigieren Sie das Stück, schwingen Sie den Taktstock …

Wählen Sie Musik mit unterschiedlichen Rhythmen aus. Hören Sie sie laut oder leise … Experimentieren Sie mit Musik und spüren Sie nach, wie sich die Musik auf Ihr Zittern auswirkt, auf Ihr körperliches und seelisches Wohlbefinden.

Intervention 12: Gähnen

Das Gähnen können Sie in allen Zitterpositionen anwenden. Auch wenn Ihnen nicht nach Gähnen zumute ist, öffnen Sie Ihren Mund ganz weit. Dabei atmen Sie tief ein und lassen das Zungenbein so entspannt wie möglich im Rachenraum ruhen. Machen Sie Gähn-Geräusche dazu. Gähnen entspannt, löst vor allem Spannung aus der Mund-, Kiefer- und Rachenregion und dem oberen Nacken.

Intervention 13: Tönen

Brummen, schnurren, summen, prusten Sie und machen Sie die entsprechenden Töne und Geräusche dazu. Das löst Spannung in der Kopf- und Gesichtsregion, und es macht Spaß und bringt uns häufig zum Lachen. Lachen bewegt den Körper, versetzt ihn in Schwung, und plötzlich zittert es ganz anders.

Praxis-Übung: Körperwahrnehmung – Body Scan

Sie können die Übungen vor der Körperarbeit durchführen und/oder danach zu jedem anderen Zeitpunkt. Sie sind jederzeit nützlich und beruhigen und entspannen den Körper und den Geist.

Wenn Sie mögen, machen Sie sich Notizen, nutzen Sie die Übungen, um den Selbstcheck, die Schmerzdokumentation auszufüllen, direkt vor oder gleich nach der Körperarbeit. So haben Sie einen direkten

Vergleich. Ausführliche Erläuterungen und Hintergrundinformationen finden Sie auf S. 98.

Wenn Sie Ihre Übungszeit im Liegen beendet haben, verweilen Sie einen Moment im Liegen auf dem Boden. Ihre Arme können Sie neben dem Körper oder auf Ihrem Körper entspannt ablegen. So wie es Ihnen im Moment am angenehmsten ist.

Richten Sie nun Ihre Aufmerksamkeit mit Klarheit und Eindeutigkeit auf Ihre Körperwahrnehmung. Wie fühlt sich jetzt in diesem Moment mein Körper an? Wo spüre ich ihn am deutlichsten, und was genau spüre ich?

Body Scan – der Einstieg

Wenn Sie so bequem wie möglich auf dem Rücken liegen, beginnen Sie mit der Wahrnehmung der Druck- und Kontaktpunkte. Wo berührt mein Körper den Boden? Wo habe ich überall Kontakt? Verweilen Sie kurz bei den jeweiligen Punkten. Freundlich, neugierig, ohne die Qualität und die Erfahrung nach angenehm oder unangenehm zu bewerten. Wandern Sie mit Ihrer Aufmerksamkeit von den Fersen über die Waden, das Gesäß, den unteren Rücken, die Schulterpunkte bis zum Hinterkopf. Wo haben die Arme und Hände ihren Kontaktpunkt zum Boden?

Wie fühlt sich mein Körper an?

Wie fest sind die Druck- und Berührungspunkte? Wo findet Berührung statt, und wie fühlt sich das an?

Ist es hart oder weich? Wie weit strahlt der Berührungspunkt in meinen Körper aus? Wie tief spüre ich die Stellen? Und was spüre ich noch?

Achten Sie auf mögliche Unterschiede. Wie ist es rechts, wie links?

Wo ist die Aufmerksamkeit, wie stark ist der Wechsel, wo bleibe ich länger, sind diese Erfahrung eher stark oder schwach, angenehm-unangenehm oder weder das eine noch das andere. Was ist im Vordergrund, was im Hintergrund? Sind die Empfindungen klar, eindeutig, begrenzt oder sind sie eher undeutlich, diffus, fließend?

Wenn Sie bemerken, dass Ihre Gedanken wandern, Ihre Aufmerksamkeit nicht mehr bei den Druckpunkten und der Körperwahrnehmung ist, dann bemerken Sie es (erinnern was ich wollte), lassen die Gedanken, Gefühle oder Empfindungen vorbeiziehen und richten Ihre innere Aufmerksamkeit wieder auf den Körper. Tun Sie dies mit einem inneren Lächeln. Wieder und immer wieder.

Wenn Sie Ihren Körper auf Ihre gesamten Druckpunkte durchgescannt haben, beenden Sie die Übung. Öffnen Sie die Augen, falls Sie diese bei der Übung geschlossen hatten und strecken Sie sich wohlig aus. Die Übung kann zügig in 2–3 Minuten geschehen oder Sie lassen sich 10–15 Minuten Zeit. Wie Sie mögen.

Body Scan – Die Vertiefung

Das ist eine Übung aus dem MBSR. Sie können sie im Liegen und im Sitzen durchführen.

Ausgangsposition im Sitzen: Setzen Sie sich bequem und aufrecht hin. Die Füße stehen fest und sicher auf dem Boden, der Rücken ist angelehnt, die Hände ruhen locker auf den Oberschenkeln. Richten Sie Ihre Aufmerksamkeit nach innen, auf Ihren Körper. Schließen Sie die Augen und nehmen Sie Ihren Körper von innen heraus wahr. Spüren Sie dabei das Heben und Senken der Bauchdecke. Richten Sie dann die Aufmerksamkeit auf die Körperteile, die auf dem Boden und auf der Sitzfläche aufliegen (das Gesäß) und versuchen Sie so entspannt wie möglich zu sitzen.

Ausgangsposition im Liegen: Legen Sie sich bequem auf den Rücken. Richten Sie Ihre Aufmerksamkeit auf die Körperteile, die den Boden berühren, und versuchen Sie mit jeder Ausatmung noch ein bisschen mehr Körpergewicht in den Boden abzugeben.

Richten Sie nun die Aufmerksamkeit auf Ihre Fußsohlen und spüren Sie genau hin. Wandern Sie dann aufmerksam weiter zu Ihren Zehen und von dort zu den Fußgelenken. Scannen Sie immer weiter nach oben: zu den Waden und Schienenbeinen, zu den Knien, Oberschenkeln und Hüften. Gehen Sie dann weiter zum Becken. Versuchen Sie, alles so genau wie möglich wahrzunehmen und zu spüren, ohne dabei zu verkrampfen. Lassen Sie Ihren inneren Blick sanft durch den Körper streifen.

Wandern Sie weiter die Wirbelsäule entlang nach oben. Beachten Sie dabei das Heben und Senken der Bauchdecke und versuchen Sie ein inneres Bild der Organe zu visualisieren: Magen, Leber, Niere, Darm …

Richten Sie nun die Aufmerksamkeit auf den Brustkorb, die Schultern und den Schultergürtel. Fühlen Sie Ihr Herz schlagen und achten Sie auf Verspannungen im Schulterbereich. Einfach wahrnehmen, was ist.

Wandern Sie nun die Arme hinab bis zu den Händen. Nehmen Sie die Oberarme, Ellbogen und Unterarme wahr. Fühlen Sie Ihre Hände, die Handgelenke, die Handinnenflächen und jeden einzelnen Finger.

Gehen Sie dann über zur Halswirbelsäule und zum Nacken. Spüren Sie Ihren Hals und achten Sie hier auf Verspannung oder Schmerzen; verweilen Sie dort etwas.

Richten Sie anschließend Ihre Aufmerksamkeit auf den Kopf, den Hinterkopf, das Schädeldach und den Scheitel. Was gibt es hier wahrzunehmen?

Wandern Sie mit Ihrer Aufmerksamkeit weiter über die Stirn nach vorn zum Gesicht. Augenbrauen, Augen, Augenhöhle, Nase, Wangenknochen, Mund und Kinnpartie, die Kiefer und Kiefergelenke. Spüren Sie eventuellen Verspannungen im Kiefer nach.

Richten Sie dann Ihre Aufmerksamkeit auf Ihr Gehirn, die Augäpfel, Zähne und Zunge.

Beenden Sie den Body Scan mit der Haut, die alles umhüllt, und mit einem Gesamtblick über den Körper. Lächeln Sie Ihrem Körper still zu und bedanken Sie sich bei ihm. Atmen Sie ein paarmal kräftig ein und aus, dehnen und strecken Sie sich. Öffnen Sie die Augen.

Schmerztest zur Selbstdokumentation

Den Schmerztest zur Selbstdokumentation können Sie regelmäßig vor und/oder nach jedem Üben ausfüllen oder auch nur einmal oder zweimal in der Woche. Wichtig ist, dass Sie ihn in einer bestimmten Zeit regelmäßig ausfüllen. Das unterstützt Sie dabei, Ihre Körperwahrnehmung zu sensibilisieren und schon die leichtesten Veränderungen bewusst wahrzunehmen. Sie können sich den Schmerztest auch jederzeit downloaden, siehe Code auf S. 4.

Nach einiger Zeit können Sie überlegen, ob und was Sie in Ihrer Zitter-Praxis auf jeden Fall beibehalten und/oder ändern wollen. Vielleicht ändern Sie die Vorübungen, lassen einige weg und fügen neue hinzu. Oder Sie machen eine gewisse Zeit gar keine Vorübungen. Sie entscheiden.

Der Vorteil des regelmäßigen Aufschreibens ist, dass Sie nach einiger Zeit einen eigenen Überblick über den Veränderungsverlauf Ihrer Beweglichkeit und Ihres Schmerzerlebens erhalten. Mit diesen Informationen können Sie ihren ganz persönlichen Bewegungsplan gestalten.

Checkliste: Schmerztest zu Rückenschmerz und zu Schmerz

Datum: Wochentag: Uhrzeit:

Wie geht es Ihnen heute? Was ist körperlich los?

___

___

___

1. Wo genau empfinden Sie Schmerzen? Bitte zeichnen Sie die Stellen ins Körperschema ein.

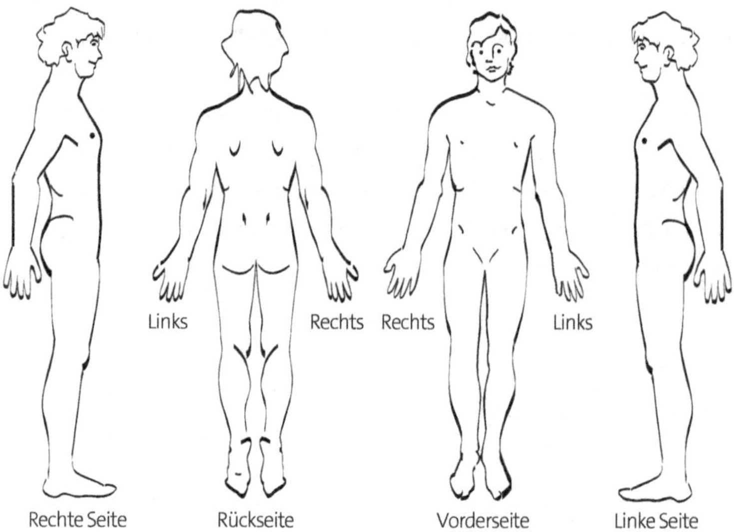

2. Haben Sie die aktuellen Rückenschmerzen schon länger als eine Woche?

   Ja: Nein:

   Seit wann haben Sie Rückenschmerzen Wie lange halten die Schmerzen an?

   ___

   ___

   ___

Haben Sie Dauerschmerzen? Haben Sie Schmerzphasen?

____

____

____

3. Haben Sie außer Rückenschmerzen noch andere Schmerzen?
Nein: Ja:

____

____

____

4. Wie stark sind die Rückenschmerzen / Schmerzen?

5. Wie stark waren die Rückenschmerzen / Schmerzen in der letzten Woche durchschnittlich?
Machen Sie bitte entsprechend der Stärke Ihrer Schmerzen ein Kreuz in die Skala.

keine Schmerzen	1	2	3	4	5	6	7	8	9	10	stärkste vorstellbare Schmerzen

6. Wie stark waren die Rückenschmerzen in der letzten Woche, wenn Sie sich am besten fühlten?

keine Schmerzen	1	2	3	4	5	6	7	8	9	10	stärkste vorstellbare Schmerzen

7. Wie fühlt sich der Schmerz an? Bitte ankreuzen

oberflächlich	○	wechselnd	○
tief	○	diffus	○
spitz	○	reißend	○

dumpf	○	brennend	○
rollierend	○	ziehend	○
flächig	○	stechend	○
punktuell, an einer Stelle	○	schneidend	○
ausstrahlend	○	klopfend	○
lokal, örtlich begrenzt	○	hämmernd	○
an mehreren Stellen	○	pochend	○
pulsierend	○	bohrend	○
wellenförmig	○	in Ruhe schwächer	○
gleichmäßig	○	in Ruhe stärker	○
heiß	○	in Bewegung schwächer	○
krampfartig	○	in Bewegung stärker	○
wandernd	○	mit Taubheit	○
		ohne Taubheit	○

8. Haben Sie Körpersensationen?
   Kribbeln (z. B.: wie Ameisen) oder andere? Welche?

   ____

   ____

   ____

9. Wann treten die Schmerzen auf?
   morgens mittags abends nachts
   Vor der Bewegung? ______________________
   Während der Bewegung? ______________________
   Nach der Bewegung? ______________________

10. Durch was können Sie die Schmerzen beeinflussen?
    verstärken?

    ____

    gleich halten?

    ____

    abmildern / reduzieren?

    ____

Vielfalt – andere Wege, ins Zittern zu kommen

Mit der »Faszien-Stress-Release Methode – Zittern für einen gesunden Rücken – Rückenschmerzen lindern und auflösen« beschreibe ich eine von vielen Möglichkeiten, ins Zittern zu kommen. In meinem Buch »Zittern Sie sich frei« finden Sie eine Variante mit ähnlichen Übungen dazu. Darüber hinaus gibt es vielfältige und wunderbare Möglichkeiten, das eigene unwillkürliche Körperzittern aktiv auszulösen und die heilsame, schmerzlindernde, regulierende Wirkung unmittelbar zu erleben.

Werden Sie (wieder) Experte und Expertin Ihrer eigenen heilsamen Fähigkeiten, nutzen Sie sie selbstbestimmt und eigenverantwortlich. Dosieren Sie sie je nach Bedarf. Sie können überall zittern, in der ruhigen und vertrauten Umgebung zu Hause, im Fitnessstudio, im Hotelzimmer, im Urlaub in der Ferienwohnung, draußen im Wald, in der Gruppe mit Freunden …

Experimentieren Sie, finden Sie Ihren Weg.

Es ist nicht zwingend, sich eng an die beschriebene Übungsfolge zu halten, obwohl diese Sie Schritt für Schritt zum Zittern führt und wohltuend und nützlich ist.

Vertrauen, Sicherheit und Wohlbefinden sind Grundpfeiler bei der Arbeit. Wenn Sie mit dieser Form der Körperarbeit noch nicht vertraut sind, kann es hilfreich sein, sich vorab darüber zu informieren, um zu verstehen, was diese Arbeit eigentlich macht und wie sie funktioniert.

Als erstes ist es wichtig zu verstehen, dass es das neurogene Zittern überhaupt gibt und dass es etwas Natürliches und Gesundes ist. Es ist nichts Krankhaftes, das es zu unterdrücken oder gar zu ›heilen‹ gilt. Es hilft zu wissen, warum es genetisch da ist, wie die neurophysiologischen und biochemischen Prozesse ablaufen, was es im Körper vor allem mit der Hilfe der Faszien Nützliches bewirkt.

Wenn sie aktuell ängstlich sind, weil Sie unter Rückenschmerzen leiden, gerade eine Erkrankung oder Operation hinter sich haben, dem ganzen Zittern etwas skeptisch gegenuberstehen, dann hilft es, der beschriebenen Struktur zu folgen. Die Reihenfolge der Übungen erleichtert es, das selbstbestimmte Zittern auszulösen und zu erleben.

Jeder Mensch kann zittern. Wenn Sie im Lauf Ihres Lebens eine Sportart erlernt und trainiert haben, werden sie das »Muskelzittern« kennen. Wenn Sie z. B. Yoga praktizieren, haben Sie es vielleicht beim Halten bestimmter Asanas erlebt.

»Ich muss beruflich und privat viel und lange Autofahren. Obwohl ich regelmäßige Fahrpausen mache, schmerzen am Ende eines Tages nach vielen Autokilometern manchmal mein Rücken und auch der Schulterbereich. Als Yogalehrerin bin ich auf das Fachbuch »Zittern Sie sich frei« gestoßen und kann mit Hilfe des Buches heute wunderbar selbst das Zittern starten, stoppen und selbst regulieren. Nach einem langen Auto Tag lege ich mich heute auf den Rücken, mach manchmal vorher noch ein paar Yogaübungen, suche meine Startposition und lasse meinen Körper einfach zittern. Super, liegen ist eh klasse, und dann noch fast wie von selbst bewegt zu werden, so leicht, meistens sogar so heiter, ist ein toller Tagesabschluss, nach Hundertern von Kilometern auf der Autobahn.

(Katharina, 40, Yogalehrerin)

Fußballspieler kennen es z. B. nach einem Zirkeltraining, Thai-Chi und Qi-Gong Übende spüren das Zittern bei ihren Übungsabläufen, Meditierende erleben es manchmal bei einer tiefen Meditationspraxis, dort können sich mentale Themen sanft und behutsam schüttelnd auflösen.

Und es gibt Menschen, die kennen es »einfach« so. Ohne irgendetwas vorher gemacht zu haben. Das ist in Ordnung, es sind Menschen, die einfach eine erhöhte Grundspannung in sich tragen.

»Endlich darf ich einfach zappeln.
Schon als Kind galt ich als nervöser Zappelphilipp. »Beherrsch« dich doch endlich, jetzt halt aber mal Deine Beine still, knabber nicht immer die Bleistifte so kaputt«. Phasenweise attestierten Experten mir das ADHS-Syndrom, was das innere Zappeln auch nicht geringer machte.

Ich selbst fand diesen Bewegungsdrang und das innere Zappeln nicht unangenehm. Nur die sozialen Auswirkungen waren nervig. Durch das Zappeln konnte ich mich schon immer sehr gut konzentrieren. Andere machte meine Unruhe ganz verrückt, mich machte sie ruhig. Als kleines Kind konnte ich es noch nicht so gut beeinflussen. Das habe ich beim Älterwerden gelernt – irgendwie. Nachdem ich die Faszien-Stress-Release Arbeit kennen gelernt und ausprobiert habe, verstehe ich endlich, was in meinem Körper passiert – herrlich, ich bin ›normal‹. Ich kann heute noch viel besser das Zittern für den Stressabbau nutzen und bin nicht mehr so sehr damit beschäftigt, »es irgendwie« weg zu kriegen.

(Egon, ein 30-jähriger erfolgreicher Jung-Unternehmer)

Wählen Sie die Übungen aus, die für Sie gerade nützlich und mit denen es Ihnen gut gelingt, den unwillkürlichen Prozess des neurogenen Zitterns auszulösen. Wenn Sie auf Grund von Einschränkungen oder Schmerzen nicht alle Übungen durchführen können, dann machen Sie bitte nur die Übungen, die Ihnen gut tun und die schmerzfrei für Sie durchführbar sind.

Ich lade Sie ausdrücklich dazu ein, Ihren eigenen Weg zum neurogenen Zittern zu finden, er ist einmalig. Werden Sie Ihr eigener Zitter-Experte. Finden Sie Ihre eigenen Übungen und Vorbereitungen, um in Ihr Zittern zu kommen. Kreieren Sie Ihre eigene Übungsserie. Oder Sie machen gar keine Vorübung und legen sich gleich auf den Rücken oder in Ihre Startposition, um ins Zittern zu kommen. Was zählt ist, dass Sie ins Zittern kommen, die Wege dorthin können bunt und vielfältig sein.

Sie können NICHTS falsch machen; das Einzige, was beim Ausprobieren passieren kann, Sie hören auf zu zittern. O. K., dann gehen Sie wieder auf die Suche, wie Sie Ihr Zittern anders initiieren können.

Ein Feld der klassischen Psychologie beschäftigt sich originär mit der Charakterkunde, der Forschung nach Grundformen von Persönlichkeitsstrukturen. Verschiedene Menschentypen werden beschrieben. Sigmund Freud, C. G. Jung, Fritz Riemann seien hier als die Gründungsväter genannt.

Menschentypen sind nicht richtig oder falsch, gut oder böse. Das Ziel der Charakterlehre ist es vielmehr zu verstehen, auf welche Art und Weise Menschen die Welt und Beziehungen sehen und erleben, und was sie brauchen, um ihre Bedürfnisse auf dieser Welt und in Beziehungen zu befriedigen.

Menschheitsbedürfnisse sind universell gültig, die Art und Weise, diese zu befriedigen fast so vielfältig, wie es Menschen gibt.

Auch im Feld der Körperarbeit brauchen Menschen ganz Unterschiedliches, um sich auf eine neue Methode wie die FSR-Arbeit einzulassen und diese auszuprobieren.

Um mich auf Neues einzulassen, muss ich mein Grundbedürfnis nach Sicherheit und Orientierung befriedigen.

Welcher Typ sind Sie? Gehören Sie zu den Experimentierfreudigen, Neugierigen, offensiven, die gleich ausprobieren und anfangen – wenn überhaupt, lesen Sie erst hinterher etwas in den theoretischen Kapiteln. Machen ist Ihre Devise. Oder gehören Sie zu den Skeptikern und Kritikern, die zunächst das Neue analytisch prüfen, seine Plausibilität und Logik hinterfragen? Oder sind Sie eher bei den Ängstlichen und Zurückhaltenden, die unsicher sind und zweifeln, ob das alles auch wirklich gut sein kann?

Greifen Sie zu, nutzen Sie die vielfältigen Wege zum neurogenen Zittern. Egal, ob über die Theorie und die Erklärungsmodelle oder über die genauen Praxisanleitungen. Entscheiden Sie, ob Sie das Zittern allein ausprobieren oder trotz allen Lesens lieber mit anderen zusammen.

Prüfen Sie sorgfältig, ob das Zittern zu Ihnen passt. Fragen Sie sich: Warum will ich das ausprobieren? Und falls Sie gute Antworten finden, prüfen Sie im nächsten Schritt, was Sie noch alles brauchen, um sicher, in einem angenehmen Umfeld, wohltuend das Zittern zu initiieren und durchzuführen und mit dieser wohltuenden Körperarbeit zu beginnen.

Klärende Einstiegsfragen vor dem Zittern

Was will ich mit dem Zittern erleben, heilen, mir Gutes tun? Oder erreichen?

Warum ist zittern gut für mich? Welchen Sinn hat es?

Wie komme ich sicher zum Zittern?

Wie kann ich starten, stoppen und nützlich dosieren?

Was passiert hier mit mir? Verstehe ich gut genug, was durch Zittern in meinem Körper und meiner Seele passiert?

Wo kann ich überall zittern?

Zittern Sie allein, nehmen Sie sich das Buch mit Praxisanleitung zu Hilfe. Kommen Sie Schritt für Schritt zum entspannten Rückenschütteln.

Gestalten Sie sich mit dieser Körperarbeit einen wohltuenden meditativen Work-out, versuchen Sie es mal mit schöner Musik. Etwas Lebhaftes zu Beginn und zwischendurch etwas Ruhigeres. Wie beeinflussen Rhythmen und der Klang von Musik meine Empfindungen, Gefühle und Gedanken beim Zittern? Wenn Sie immer wieder Schmerzen haben, ist es wichtig, dass eine Bewegungseinheit Freude bereitet, leicht ist, entlastend wirkt, gestalten Sie für sich einen wohligen und angenehmen Rahmen.

Denken und wahrnehmen ist Ihnen manchmal einfach zu viel. Das ist in Ordnung und macht überhaupt nichts. Hauptsache, der Körper zittert, denn diese Bewegung hilft immer. Legen Sie sich ein interessantes Hörbuch zum Zittern auf, vielleicht finden Sie auch endlich die Zeit, einen Film oder eine Sendung zu schauen oder endlich mal bloß die Nachrichten zu hören.

Jedes Zittern hilft dem Körper, er entspannt, baut die überschüssige Energie ab, bewegt die Faszien und die Muskeln ganz von allein – Sie müssen sich nicht anstrengen.

Verabreden Sie sich mit Ihren Freunden. In einer kleinen Gruppe mit vertrauten Menschen macht es Freude; die gemeinsamen Erfahrungen beim Zittern können einen schönen Einfluss auf die Beziehung haben. Mit anderen Menschen erleben Sie auch die Vielfalt des neurogenen Zitterns. Bei dem einen sieht es so aus, bei der anderen ganz anders. Vielleicht fühlen Sie sich auch irgendwie sicherer mit Freunden.

Zittern Sie mit Ihrem Partner / Partnerin. Regelmäßig habe ich in meinen Veranstaltungen Männer und Frauen, die diese Erfahrung mit nach Hause nehmen und dann dort mit ihren Partner / innen zittern.

Zittern Sie im Fitnesscenter in der Freiraumfläche. Sie haben Ihr Aufwärmtraining, Ihre Kraft- und Mobilisationsübungen an den Geräten absolviert oder gerade einen Bauch / Beine / Po-Kurs besucht. Zum Schluss nehmen Sie sich einfach eine Matte, suchen sich einen bequemen Ort, wo Sie ungestört zittern können. Legen Sie sich auf den Rücken, vielleicht noch die »Froschposition« für eine Minute durchführen, als Impulsgeber, als Infostütze. Lassen Sie Ihren Körper nach der Anstrengung einfach zittern, folgen Sie möglichen Bewegungsimpulsen, strecken und räkeln Sie sich; leicht und angenehm soll es sich anfühlen.

Oder Sie wollen den Oberkörper nur kurz 5 Minuten im Stehen auszittern lassen und nehmen gleich Ihre gewohnte Wandposition ein. Setzen Sie einen kleinen Startimpuls, um leicht ins Zittern zu kommen.

››*Zittern nach dem Fitnessstudio – Regeneration pur!*

Wenn ich zwei Stunden im Fitnessstudio war, schüttle ich zum Schluss für 10 Minuten auf der Matte. Wie einfach und wohltuend.

20 Minuten Fahrradfahren zum Aufwärmen, anschließend mache ich ein softes und moderates Funktions- und Kräftigungstraining. Alle Muskeln und Gelenke werden beansprucht, ich bewege mich einmal durch, und zum Schluss folge ich der Empfehlung, Muskelaufbau fürs Alter. Früher hatte ich nach dem Sport ein »Spannungsgefühl« im ganzen Körper, mit dem ich nach Hause gegangen bin, manchmal bekam ich auch Muskelkater oder konnte nicht so gut schlafen. Nicht so schön.

Seit ich das Zittern in einem FSR-Workshop kennen gelernt habe, nutze ich heute das Wissen um das selbstregulative Zittern. Ich mache im Fitnessstudio keinerlei Vorübungen mehr, da mein Körper nach dem Training genug aufgeladen ist. Zum Schluss lege ich mich auf den Rücken und suche nach dem Beginn, damit mein Körper ins einfache Zittern kommt. Das tut einfach nur gut nach dem Sport. Heute gehe ich ausgeruhter und entspannter nach Hause und schlafe meistens besser nach einer späten Sport- und Zittereinheit.

(Markus, 52, IT-Ingenieur)

Vergessen Sie bitte nicht, dass Sie egal wo Sie zittern, sich immer zunächst eine sichere, angenehme, wohlfühlende Atmosphäre gestalten. Stehen Sie sicher und rutschfest und sorgen Sie für genügend Platz. Prüfen Sie, ob es Ihnen an dem Ort gut geht, ob Sie entspannt und sicher schütteln können.

Wenn es Ihnen unangenehm ist, dass andere, vielleicht sogar fremde Menschen Sie so sehen, kann es leicht dazu kommen, dass Sie verkrampfen, die Außenantennen auf gefühlte Sicherheit ausgerichtet sind, und schon befindet sich Ihr Körper in einem milden, aber fürs Zittern nicht so nützlichen Spannungszustand. Es kann dann sein, dass das Zittern so nicht klappt. Ihr Körper passt an dieser Stelle gut auf Sie auf.

5. Bewusste Körperwahrnehmung – Wozu das Ganze?

Das wohlige Körper-Rendezvous – Körperwahrnehmung der leichten Art: Erinnern Sie sich an ein schönes, romantisches Rendezvous in Ihrem Leben? Wie haben Sie gefühlt? Was hatten Sie an? Wo hat das Rendezvous stattgefunden? Spüren Sie noch die Aufregung, das Kribbeln, den wohligen und angenehmen Schauer, als Sie sich auf den Weg zu Ihrer Verabredung gemacht haben? Oder als es endlich an der Tür geklingelt hat? Haben Sie noch Erinnerungen an schöne Gerüche oder an Musik oder andere Klänge? Wie hat sich Ihr Körper angefühlt? Aufgeregt, wach, angespannt, in Vorfreude, tanzten vielleicht Schmetterlinge in Ihrem Bauch? Oder wo sonst haben Sie gespürt, dass Sie glücklich und sogar verliebt sind?

Ich möchte Sie einladen zu einem leichten, wohligen und angenehmen Rendezvous mit Ihrem Körper. Lassen Sie sich verführen auf Ihrer persönlichen Reise zu Ihrem körperlichen Wohlbefinden. Entdecken Sie mit den Übungen zur Körperwahrnehmung die Körperregionen, die Ihnen wohlige und angenehme Empfindungen vermitteln.

Körperwahrnehmungsübung für einen gesunden Rücken

Sie haben die Vorübungen gemacht, sich gedehnt und gestreckt, und dann haben Sie gezittert. Wunderbar. Vielleicht haben Sie mit ihrem altbekannten Schmerz die Körperarbeit durchgeführt, oder Sie hatten gerade keine Schmerzen. Das Wichtigste ist – Sie haben sich bewegt, und Ihr Körper hat Sie sanft und einfach durch das neurogene Zittern bewegt.

Wie geht es Ihnen jetzt? Wie fühlt sich Ihr Körper gerade an?

Mit welcher Körperregion hatten Sie Ihr erstes Rendezvous? Und wo das zweite und das dritte? Falls Sie im Moment noch kein wirklich schönes Rendezvous erlebt haben, geht es in der Zukunft darum, Körper-Rendezvous zu planen, zu gestalten und auf das Erleben hin zu arbeiten. Denken Sie an Ihre Kreativität, als Sie Ihr letztes beglückendes Rendezvous hatten. Nutzen Sie alle Ihre Fertigkeiten, um sich ein schönes und sinnliches Zittererleben zu gestalten. Stellen Sie sich schon jetzt vor, wie sich für Sie ein erfüllendes sinnliches Körper-Rendezvous angefühlt haben wird, wenn Sie es erlebt haben.

Vielleicht wundern Sie sich über das Bild? Was haben ein Rendezvous und Rückenschmerz miteinander zu tun? Vieles.

Die bewusste Wahrnehmung der Gefühle eines schönen Körper-Rendezvous und die Rückmeldung an das Gehirn lassen die Empfindung Schmerz für einen gewissen Zeitraum in den Hintergrund treten. Die Information *Bewegung* wird schneller als die Information *Schmerz* an das Gehirn zurückgemeldet. (s. Kap. 6, S. 128 ff.)

Über diesen Weg werden stetig wiederkehrende neue Körpererfahrungen integriert und die Unterbrechung und/oder der Ausstieg aus einer (chronifizierten) Schmerzspirale möglich.

Stellen Sie sich diese Fragen nach Ihrem Rendezvous:

- Was habe ich gerade beim Zittern erlebt?
- Wie fühle ich mich danach?
- Wo in meinem Körper fühlt es sich wohlig, angenehm, gelöst und entspannt an?
- Wo fand gerade mein wohligstes Körperrendezvous statt?

Möglicherweise waren es wenige Augenblicke. Diese gilt es bewusst zu suchen, damit sie wahrgenommen und abgespeichert werden können. Dabei helfen das Trainieren der willkürlichen Aufmerksamkeit oder das Lenken der Aufmerksamkeit auf heilsame Erfahrungen.

Wenn Sie unter Schmerzen, möglicherweise unter chronischen Schmerzen leiden, ist Ihr Organismus in einer dauerhaften Anspannung und in einem gefühlten Zustand der Unruhe. Das kann leider zu einem vorherrschenden Körpererleben werden. Mit dem regelmäßigen Üben von Körperwahrnehmung können Sie lernen, sich selbst relativ schnell zu beruhigen. Sie lernen, mit den Erfahrungen in Kontakt zu gehen und zu bleiben. Fast automatisch stellt sich dann eine Beruhigung ein. Bei Ihrem Körper-Rendezvous gehen Sie freundlich, wohlwollend und neugierig mit der Erfahrung in Kontakt. Selbst wenn sie unangenehm ist und Sie sie eigentlich weghaben wollen. Indem Sie mutig sind, mit dem was ist, ist das was ist, gar nicht mehr so mächtig. Das klingt paradox. Der Schmerz, den Sie eigentlich nicht haben wollen, am liebsten weit wegschieben möchten, wird geringer, wenn Sie sich ihm zuwenden und mit ihm in Kontakt gehen.

Mit dieser Haltung übernehmen Sie selbst die Aufgabe sich zu beruhigen und zu trösten, eine Aufgabe, die in schwierigen Lebenssituationen ein guter Freund manchmal für uns übernimmt. Wenn Sie diese Erfahrung spüren, stellen sich Ruhe und Entspannung ein. Sie befreunden sich mit sich selbst, und diese Freundschaft hilft sehr beim Umgang mit dem Schmerz. Meist reichen schon zwei bis drei Minuten dieser Art des Übens, um den Körper und den Geist zu beruhigen und so entspannter zu werden.

Diese Information wird dem Gehirn zurückgemeldet. So wird die Amygdala (auch als Mandelkern bekannt, sie liegt im limbischen System unseres Gehirns und gilt als unser Bewertungszentrum.) beruhigt, der Organismus kommt zur Ruhe, und Schmerzen fühlen sich nicht mehr so mächtig an oder lösen sich sogar auf.

Normalerweise führt die unwillkürliche Aufmerksamkeitsfokussierung bei Schmerz dazu, dass die Aufmerksamkeit auf unseren Schmerz ausgerichtet ist und außer Schmerz kaum noch anderes, geschweige denn schöne und angenehme Erfahrungen bewusst wahrgenommen und im Gefühlszentrum als Erinnerung abgespeichert werden. Mit dem Üben der willentlichen Aufmerksamkeitslenkung kann dieser Automatismus durchbrochen werden.

Für einen gesunden Rücken und eine Stressreduktion ist die willentliche Aufmerksamkeitslenkung nützlich und hilfreich. Sie kann jederzeit gelernt werden!

Willkürliche und unwillkürliche Aufmerksamkeit

Aufmerksamkeit ist etwas, was in unserer Evolution angelegt ist. Wir sind in jedem Augenblick unseres wachen Daseins aufmerksam. Das ist nichts Besonderes, es ist einfach so Wenn eine Tür knallt, wenn eine Lampe von der Decke fällt, werden wir aufmerksam. Nicht, weil wir das geübt haben, sondern weil wir genetisch so veranlagt sind. Die Aufmerksamkeit geht dorthin, wo gerade etwas los ist.

Die unwillkürliche Aufmerksamkeit unterliegt verschiedenen Einflüssen. Sie ist abhängig von äußeren Reizen, von der Intensität des Reizes und der Kontraste. Wenn es totenstill ist, hören Sie das Tropfen der leckenden Leitung des Wasserhahns deutlich. Wenn Sie in dem Raum laute und schöne Musik hören, dann stört Sie der tropfende Wasserhahn nicht, weil Sie ihn gar nicht wahrnehmen. Wenn es aber still ist und Sie einschlafen wollen, dann stört solch ein tropfender Wasserhahn gewaltig.

Es ist nicht bloß die reine Intensität eines Reizes, die unsere Aufmerksamkeit auf sich zieht, es ist auch der Kontrasteffekt. Wenn etwas plötzlich anders ist, geht unsere Aufmerksamkeit dort hin, sofort. Unsere unwillkürliche Aufmerksamkeit ist üblicherweise nicht fließend, sie ist stotternd und episodisch. Sie springt, sie ist sehr punktuell, schnell verführbar und ablenkbar und auch schnell zu langweilen.

Sie wollen morgens aus dem Bett aufstehen, da »schießt Ihnen die Hexe ins Kreuz«. Sofort ist Ihre volle Aufmerksamkeit in Ihrem unteren Rücken, Sie fragen sich, was Sie tun müssen, damit die starken Schmerzen aufhören. Alles andere ist vergessen, tritt in den Hintergrund. Ist der Schmerz plötzlich weg – oh wie angenehm ist das! – Sie atmen dann durch, richten sich auf und freuen sich darüber. Ihre Aufmerksamkeit springt sofort woanders hin, dahin wo endlich etwas Schönes an diesem Morgen stattfindet. Vielleicht zum leckeren Duft des Morgenkaffees, der auch schon gekocht war, als Sie mit der »Rückenhexe« beschäftigt waren. Jetzt endlich eine schöne Tasse Kaffee. In dem Moment »der Hexe« konnten Sie ihn nicht riechen, haben ihn nicht wahrgenommen, da Ihre Aufmerksamkeit unwillkürlich mit Schmerz und Lösungsstrategien beschäftigt war.

Vorzugsweise geht unsere Aufmerksamkeit zu den schönen Dingen, die angenehm, genussvoll und lustvoll sind, die sich gut anfühlen und uns glücklich machen. Es soll angenehm sein und bleiben. Möge das Schöne und Angenehme niemals enden und ewig dauern – der Wunsch vieler Menschen. So verständlich …

Tatsächlich aber springt die Aufmerksamkeit immer dorthin, wo sich gerade etwas tut. Und wenn gerade nichts Schönes und »nur« Unangenehmes da ist, ist unser Handeln fast automatisch darauf ausgerichtet, dass das Unangenehme weggeht und es wieder schön wird. Das ist der Bereich der unwillkürlichen Aufmerksamkeit.

> Neben unwillkürlicher Aufmerksamkeit, um die sich unsere Evolution kümmert, gibt es die willkürliche Aufmerksamkeit, um die wir uns kümmern müssen. Erstere ist in unserem Körpersystem eingebaut, letztere ist eine antrainierte Kulturleistung.

Die Fähigkeit absichtsvoll unsere Aufmerksamkeit in ruhiger und kontinuierlicher Weise zu beschäftigen, ist eine fließende Aufmerksamkeit. Diese Fähigkeit ist nicht angeboren, sondern kann geübt werden, wenn ich mich dafür entscheide. Dann sprechen wir von willkürlicher Aufmerksamkeitslenkung. Diese ist allen Menschen zugänglich und kann trainiert werden.

Die willkürliche Aufmerksamkeit ist die, die sich mit etwas beschäftigt, weil wir es wählen und absichtsvoll zum Gegenstand unsere Aufmerksamkeit machen wollen.

In unserer Erziehung haben die Eltern versucht uns beizubringen, zuerst die Hausaufgaben und Pflichten zu erledigen, bevor das Spielen mit Freunden angesagt war. Das ist der Versuch, die Aufmerksamkeit bei einer unangenehmen Erfahrung wie die der Hausaufgabe länger zu halten, bevor eine angenehme Aufgabe wie mit Freunden spielen, unsere Aufmerksamkeit bekommt. Widerwillig, zäh – aber wir haben uns meistens daran gehalten und gelernt. Zumindest gab es am nächsten Tag in der Schule keinen Ärger deswegen. Gewählte willkürliche Aufmerksamkeit führt in vielen Fällen zu Erfolg im Leben. Wir schaffen Projekte und erreichen Ziele.

Unsere Aufmerksamkeit ist beschränkt. Sie kann nur für kurze Zeit verschiedene Objekte gleichzeitig wahrnehmen. 7–8 Dinge höchstens, wenn ich mich anstrenge. Wenn ich unkonzentriert bin, vielleicht nur 3–4 Dinge.

Sie stehen an einem Buffet, Ihre Aufmerksamkeit ist auf das gesamte Buffet ausgerichtet. Dieses besteht aber aus mindestens 30–40 verschiedenen Speisen und Getränken. Sie sind überfordert und können im gegenwärtigen Moment nicht alles einzeln wahrnehmen.

Genau diese Beschränktheit der Aufmerksamkeit machen wir uns zunutze, indem wir sie trainieren. Wenn ich unter starken Schmerzen leide, übe ich, meine Aufmerksamkeit auf angenehme, wohltuende und heilsame Dinge im Körpererleben zu richten. Ich wähle einen anderen Fokus als den des Schmerzes. Ich habe immer die Wahlfreiheit: Auf was richte ich meine Aufmerksamkeit, wo ist mein Fokus?

Wenn durch das Zittern Körperspannung verringert oder sogar aufgelöst wird, erhält unser Gehirn weniger Schmerzsignale. Das wiederum heißt für den Körper: Es herrscht weniger Stress. Andere Hormone und Botenstoffe werden vermehrt ausgeschüttet und tragen zur Heilung bei. Wie fühlt sich »weniger Schmerz« dann im Körper an? Das müssen wir üben.

Achtsame Körperwahrnehmung üben

Wenn Sie mit der Body Scan-Übung zur Körperwahrnehmung beginnen, werden Sie feststellen, dass Ihre Aufmerksamkeit immer wieder woanders hinwandert und nicht ständig automatisch bei der Wahrnehmung der Körperempfindungen bleibt. Das ist völlig normal. Störungen treten auf und Hindernisse stellen sich uns in den Weg, wenn wir versuchen, aus alten Automatismen auszutreten.

Wenn man sie einfach lässt, was wir im Alltag in der Regel tun, geht die Aufmerksamkeit immer dahin, wo am meisten Aktion ist, wo Unterhaltung ist, wo es spannend, interessant und eindeutig ist. Wo Kontraste entstehen und wo es eindeutig ist. Schmerz kann dabei durchaus attraktiv für unsere Aufmerksamkeit sein. Aber auch der Duft eines leckeren Essens kann unsere Aufmerksamkeit ebenso binden wie das Nachdenken über das nächste Projekt.

Häufig verlieren wir uns im Denken, übrigens eine sehr gute Eigenschaft unseres Menschseins. Bei der Übung der Körperwahrnehmung leider eher hinderlich. Es geht nicht darum, nicht zu denken, sondern den Fokus zu verschieben, weg vom Denken hin zum Körpererleben. Wenn ich meine Aufmerksamkeit auf die Körperempfindung ausrichte, tritt die mentale Eigenschaft des »dauernden Grübelns, Denkens über Dinge wie Schmerz, alte Streitereien, Urlaubsplanung für den nächsten Sommer in den Hintergrund. Je dichter ich an einer Erfahrung dran bin, umso weniger Chancen haben andere Erfahrungen, sich breit zu machen und in den Vordergrund zu schieben. Je länger ich meine Körperwahrnehmung schule und trainiere, umso vielfältiger wird sie.

Hindernisse neugierig wahrnehmen und freundlich gegensteuern

Wenn wir unsere Aufmerksamkeit nach innen richten, wendet sie sich fast automatisch mentalen Ereignissen zu. Das sind schlichte Gewohnheiten. Möglicherweise startet ein denkender Prozess sofort in unserm Kopf. Wir könnten auch den Begriff des Kopf-Kinos wählen. Wir alle haben vermutlich riesige Filmarchive in unserem Kopf. Je nach Anlass können wir beliebig Filme abspielen lassen. Das sind Gedanken, Erinnerungen, Vorstellungen, Bilder, Geschichten, Begriffe, Probleme, usw.

Vielleicht fangen Sie an nachzudenken, Sie erinnern sich an …, oder Sie planen das nächste Projekt. Sie grübeln über eine knifflige Aufgabe oder Sie träumen von der schönen Vergangenheit oder fantasieren in die Zukunft, was Sie alles noch zu tun haben. Oder Sie geben sich dem angenehmen Gefühl von Schläfrigkeit oder Entspannung hin. Vielleicht sind Sie dabei klar, wach und völlig konzentriert und neugierig, oder Sie sind fahrig, unkonzentriert, zerstreut, sprunghaft. Das passiert immer wieder, fast wie von selbst. Gern bleiben wir bei Erfahrungsqualitäten, mit denen wir uns wohlfühlen.

Wenn Sie das bewusst wahrnehmen, bleiben Sie freundlich und erinnern Sie sich daran, dass Sie sich entschieden haben, beim Durchführen des Body-Scans Ihre Aufmerksamkeit auf die Körperwahrnehmung zu richten. Tun Sie das wieder und immer wieder. Sie nehmen sich vor, mit Ihrer Aufmerksamkeit bei den Körperempfindungen zu bleiben, aber Ihre Aufmerksamkeit wandert »einfach woanders hin«. Das ist normal. Nutzen Sie an dieser Stelle die Willensstärke, holen Sie Ihre Aufmerksamkeit zu dieser heilsamen Übung zurück.

Merken, was passiert und erinnern, was ich wollte – und dann bringen Sie entschieden und beherzt Ihre Aufmerksamkeit wieder zu den Körperempfindungen. Das ist die Übung. Bei dieser bewussten kontinuierlichen Aufmerksamkeitslenkung reichen manchmal schon zwei bis drei Minuten, um den Körper und den Geist zu beruhigen und um entspannter zu werden. Das System Körper fährt runter.

Während ich meine Aufmerksamkeit aktiv, bewusst auf meine Körperempfindungen richte, bin ich mit der Erfahrung freundlich fühlend in Kontakt und trete mit ihr in Beziehung. Ich versuche nicht in den Widerstand zu gehen oder abzuwehren – »ich will den Schmerz nicht haben« –, sondern ich spüre so gut es geht in die Körperempfindung Schmerz hinein. Wie fühlt sich Schmerz an? Wie hart, fest, weich ist er, welche Temperatur kann ich spüren, ist der Schmerz flächig, punktuell, pulsierend, pochend, stechend oder gleichförmig, usw. Während ich das tue, und wenn es nur einige Sekunden sind, stelle ich fest, dass sich diese Erfahrung verändert. Allein durch die Aufmerksamkeitsfokussierung und das in freundliche Beziehung treten findet eine Veränderung statt.

Der nächste spürbare, wahrnehmbare Veränderungspunkt ist das Auflösen oder das Verschwinden einer Erfahrung. Vielleicht fühlt sich der immer verspannte Rücken auf einmal gelöster an, Sie spüren das an Ihrer Atmung, die leichter und entspannter ist. Die umliegenden Körperpartien sind lockerer, das Pochen und Stechen hat sich in ein gleichmäßig warmes Fließen verändert. Der Druck ist geringer geworden, es fühlt sich leicht an, und mit jeder Ausatmung löst sich die Anspannung rund um die schmerzhafte Rückenpartie weiter auf. Sie fühlen sich erleichtert, gelöst, vielleicht auch ein bisschen müde, aber das empfinden Sie eher als angenehm.

> Bei der achtsamen Körperwahrnehmung gilt: Eine Erfahrung entsteht, sie verändert sich und löst sich auf. Das passiert immer, ohne dass ich etwas dazu tue. So wandern Sie mit Ihrer Aufmerksamkeit Schritt für Schritt durch Ihren Körper, wie im Body Scan beschrieben. Egal ob etwas schmerzhaft unangenehm oder entspannt angenehm ist. Sie scannen systematisch Ihren Körper von den Füßen bis hin zum Kopf einmal durch und ermöglichen sich so eine vielfältigere Körpererfahrung als wenn Sie sich Ihrer unwillkürlichen Aufmerksamkeit überlassen.

Die gespürten und gefühlten Erfahrungen wirken neuronal sehr viel stärker als die sich bloß vorgestellten schmerzfreien Körperzustände. In abstrakten Bildern darüber nachzudenken, wie es sich möglicherweise anfühlen könnte, wenn Sie schmerzfrei sein sollten, ändert eher wenig. Das Fühlen und Spüren ist wirkungsmächtiger als der visuelle Sinn. Sich mögliche schmerzfreie und entspannte Erfahrungen und Empfindungen mental vorzustellen, erzeugt eine Distanz zu einer möglichen Erfahrung und hat kaum Auswirkungen auf eine Unterbrechung des Schmerzkreislaufes. Nur die gemachte und gespürte Erfahrung wirkt.

Es ist das Gleiche, wenn Sie sich rein hypothetisch vorstellen, wie es sich anfühlen könnte, dass Sie sich verlieben oder die Erfahrung machen, ich bin verliebt. Die Qualität der Gefühle wird deutlich unterschiedlich sein.

Wenn Sie den unangenehmen Schmerz nur aus der Ferne beobachten, ihn sogar abwehren, in der Hoffnung, dass er sich endlich irgendwie von allein auflöst, werden Sie feststellen, dass das nicht funktioniert. Abwehr erzeugt in vielen Momenten Widerstand.

Mit dem Üben der Körperwahrnehmung lernen wir die alten Konditionierungen aufzuweichen und lösen uns vom »darüber nachdenken, wie ich mich fühle« hin zum »was spüre und fühle ich gerade jetzt in diesem Augenblick«?

Probieren Sie es aus: Sie müssen es nicht glauben, aber Sie können es durch Üben herausfinden. Bleiben Sie entspannt, freundlich und neugierig darauf, was Ihnen beim Üben dieser einfachen Aufmerksamkeitspraxis begegnet.

Der Body Scan aus dem MBSR

Wie und wohin lenke ich meine Aufmerksamkeit, um herauszufinden, wie sich mein Körper gerade anfühlt? Manchmal sind wir ungeübt in dieser Form der Körperwahrnehmung. Macht nichts. Fangen Sie jetzt einfach mit dem Body Scan an.

Die Körperwahrnehmungsübungen-Body Scan, die ich im Praxisteil beschreibe, haben ihren Ursprung im buddhistischen Kontext und stammen aus dem MBSR (Mindfulness based stress reduction). MBSR – achtsamkeitsbasierte Stressbewältigung – ist ein Programm, das in den späten 1970er Jahren von Dr. Jon Kabat-Zinn zur Stressbewältigung und für Schmerzpatienten entwickelt wurde. Das Training besteht aus meditativen Übungen für unseren Geist und Körper.

Durch das Üben z. B der gezielten Lenkung von Aufmerksamkeit wird eine größere innere Ruhe erreicht und gleichzeitig die Wahrnehmung von Gedanken, Gefühlen und Körperempfindungen vertieft. Die Wirksamkeit ist sehr gut untersucht und vielfach bestätigt. Häufig sinkt der Blutdruck und die Erregung des vegetativen Nervensystems nimmt ab. Es stellt sich eine größere Gelassenheit ein und Körper und Geist beruhigen sich.

Meist nehmen wir eher selten Einfluss auf das, was wir erleben, aber wir haben damit die Möglichkeit, die Art und Weise, wie wir in Beziehung zu den Erfahrungen gehen, aktiv zu lenken.

Klarheit, Geduld und Freundlichkeit sind unterstützende Eigenschaften und helfen, bei der Übung der Körperwahrnehmung zu bleiben.

Freundlich, geduldig, wiederholend: So geht Üben. Einfach anfangen und dranbleiben. Wir scheitern, verlieren uns, merken es und fangen erneut an. Strengen Sie sich nicht an, aber entscheiden Sie sich dafür, es auszuprobieren. Sie müssen nichts, aber Sie dürfen alles.

6. Das große Netz in uns – die Faszien

Überblick, Aufgaben und Eigenschaften

Wussten Sie, dass ein erwachsener Mensch mit durchschnittlicher Größe und durchschnittlichem Körpergewicht etwa 18 bis 23 Kilogramm Faszien besitzt? Damit ist das Fasziennetzwerk unser gewichtigstes, größtes und reichhaltigstes Sinnesorgan. In seiner Gesamtfläche ist es sogar größer als die Haut, die die äußere Körperoberfläche mit 1,6 m^2 bedeckt.

Die komplexen Aufgaben und Funktionen des faszialen Organsystems waren bis vor einigen Jahren in der Medizin, der Physio- und Schmerztherapie kaum bekannt. Faszien leisten enorm viel, ohne dass wir es im Alltag unmittelbar mitbekommen.

Was sind Faszien?

Kurz gesagt: Faszien sind der Teil an einem Stück Fleisch, den der Metzger abschneidet und wegwirft. Wenn Sie in Ihrer Küche einen Braten zubereiten, dann kennen Sie das: Es ist diese feine, weiße Haut, die sich ganz zart über das rote Fleisch legt. Wenn Sie die entfernen, dann fällt das Fleisch manchmal wie von selbst auseinander. Manchmal lassen Sie diese Hüllschicht samt Fett aber doch am Fleisch. Denn das gibt dem Braten Halt, und das Fett verleiht dem Ganzen noch einen angenehmen Geschmack.

Faszien umhüllen und stützen als Netzwerk alle Muskeln und Organe, Nerven, Gefäße und Knochen. Sie schützen die Muskeln vor Verletzungen, unterstützen den Körper bei der Fortbewegung, übertragen dafür den Muskeln die Kraft. Lymphgefäße, in denen die Lymphflüssigkeit transportiert wird, sind in ihnen eingewoben, und sie enthalten viele Nervenenden. Dabei nehmen sie Schmerzen wahr und leiten Informationen über Bewegungen und Organfunktionen an das Gehirn weiter. Wenn Faszien gesund sind, sind sie geschmeidig, liegen in geordneter und entspannter Struktur, halten unseren Körper innerlich zusammen. Faszien haben ihren eigenen Spannungszustand. Ohne die Faszien wären unsere Muskeln wie Marmelade. Die Muskel-Faszien-Einheit ist ein untrennbares Team.

Das Volksleiden Nummer 1, der unspezifische Rückenschmerz, hat fast immer mit Verklebungen und/oder Verfilzen der Faszien und mit Bewegungsmangel und Fehlhaltung zu tun. Starken Einfluss hat das Fasziengewebe auch auf unsere Beweglichkeit und unser seelisches Wohlbefinden. Die Kenntnis von Funktionen und Aufgaben von Faszienschichten und -arten schafft ein Verständnis dafür, wo, wie und warum das neurogene Zittern bei unspezifischen Rückenschmerzen wirkt, Schmerzen lindert und auflöst.

Bei uns Menschen durchziehen Faszien (man nennt sie auch Bindegewebe) den gesamten Körper. Sie liegen wie ein großes feines, faseriges Netz unter der Haut. Diese Bindegewebsplatten, Sehnen und Bänder verlaufen zwischen allen Muskeln und Gelenken. Sie liegen wie eine Hüllschicht in unserem Körper. Dort stützen, verbinden und umhüllen sie unsere Knochen, Muskeln und alle Organe. Die Faszien durchdringen fast alles in unserem Körper. Einen Anfang oder ein Ende hat das Bindegewebe nicht. »Sie verbinden jede Körperzelle mit ihrem Nachbarn und sie verbinden sogar das innere Netzwerk jeder Zelle mit dem mechanischen Zustand des Körpers als Ganzem«, drückt es der amerikanische Physiotherapeut und Faszienexperte Thomas W. Myers in seinem Grundlagenbuch »Anatomy Trains. Myofasziale Leitbahnen« aus.

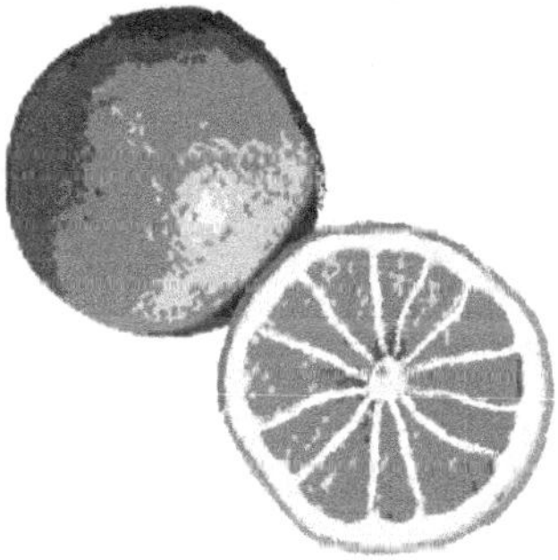

Querschnitt einer Orange

Stellen Sie sich eine Grapefruit oder Orange vor. Die Orangenschale ist unsere Haut, und darunter befinden sich die verschiedenen dickeren und dünneren elastischen Hüllschichten. Faszien verpacken den Körper gewissermaßen – so wie eine Orange einzelne Orangenspalten hat. Dadurch geben sie unserem Körper Form, verleihen ihm Spannung und tragen zur Regulation der Körperstruktur und Bewegung bei. Ohne Faszien hätten wir deshalb keine Haltung, wir würden nicht aufrecht stehen, sondern auseinanderfallen. An den meisten Stellen im Körper sind die Faszien hauchdünn, an manchen Stellen aber auch mehr als einen Zentimeter dick – wie zum Beispiel in der unteren großen Rückenfaszie oder der Nackenfaszie. Mehr zur großen Rückenfaszie beim Thema unspezifischer Rückenschmerz. (s. Kap. 7, S. 179)

Für den Rücken, die Wirbelsäule sowie den gesamten Oberkörper ist die Lumbalfaszie von großer Bedeutung. Sie schützt ihn nicht nur, sondern gibt ihm auch die erforderliche Stütze. Sie ist vor allem für den Bewegungsablauf beim Gehen bedeutsam. Sie verbindet die Beine mit dem Oberkörper und ist damit für das Zusammenspiel von »oben« und »unten« zuständig. Ein aufrechter Gang wäre ohne die Lumbalfaszie nicht möglich. Darüber hinaus enthält sie ein Vielfaches an Sensoren im Vergleich zu anderen Faszien.

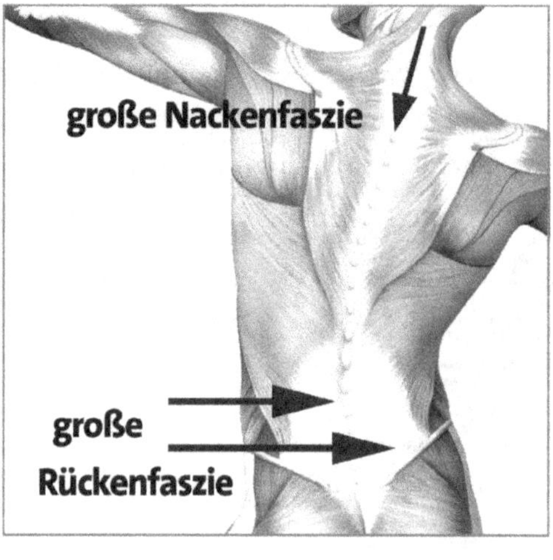

Lage der unteren großen Rückenfaszie und Nackenfaszie

Wichtige Fakten im Überblick

- Jeder erwachsene Mensch hat ca. 18 bis 23 Kilogramm Faszien, die die Zellen und Organe mit Nahrung versorgen, den Stoffwechsel regulieren und Informationen über die Bewegungssteuerung liefern.
- Fasziengewebe erneuert sich ständig; jedoch sehr langsam. Nach ungefähr einem Jahr ist erst die Hälfte des Fasziengewebes ausgetauscht; bis zu 500 Tage kann ein kompletter Austausch dauern.
- Faszien können sich unabhängig von den Muskeln, zum Beispiel durch Stress, zusammenziehen und die Spannung lange halten.
- Der Wasseranteil im Fasziengewebe nimmt mit dem Älterwerden ab, die Struktur der Faszien verändert sich, und die Faszien verkleben und verfilzen miteinander.

Grundfunktionen des Fasziengewebes:

- **Formen:** umhüllen, schützen, polstern, strukturgebend, abgrenzend und aufhängend
- **Bewegen:** Kraftübertragung und -speicherung, Spannung, Dehnung und Elastizität
- **Versorgen:** Flüssigkeitstransport, Zuführung von Nahrung, Stoffwechsel
- **Kommunizieren:** Informationen empfangen, senden und weiterleiten

Faszienschichten und ihre Aufgaben

Faszien sind mehrschichtig aufgebaut und unterschiedlich dicht. Eine einfache Einteilung erfolgt der Sichtweise auf den Körper nach von außen nach innen. Sie können eingeteilt werden in die:

1. Oberflächliche Faszie, 2. Tiefe Faszie und 3. Viszerale Faszie.

1. Oberflächliche Faszie (Fascia superficialis)
Sie befindet sich direkt unter der Haut, ist mit dem Unterhautfettgewebe verwoben und mit den tiefen Faszienschichten durch lockeres Bindegewebe verbunden. Sie umschließt Drüsen und Organe und hat somit eine Puffer- und Dämpffunktion. Wasser und Fett werden hier gespeichert, und Lymphe, Blutgefäße und Nerven durchziehen sie, was für eine intakte Haut wichtig ist (vgl. Paoletti 2011).

2. Tiefe Faszie (Fascia profunda)
Sie besteht aus dichten faserreichen Bindegewebssträngen. Sie umschließen und durchdringen Muskeln, Knochen, Nervenbahnen und Blutgefäße. Die tiefen Faszien verdichten sich zu Sehnen, Bändern, Sehnenplatten, Knorpeln und Gelenkkapseln. In dieses Fasziengewebe sind alle peripheren Nervenenden eingebunden. Periphere Nerven sind Nerven, die außerhalb des Gehirns und Rückenmarks gelegen sind und den gesamten Körper durchziehen.

3. Viszerale Faszie
Sie dient als Einbettung und Aufhängung der inneren Organe und des Gehirns wie Bauch- und Brustfell, die Lunge, der Herzbeutel und die Hirnhaut. Sie sorgt für eine Abgrenzung und Gleitfähigkeit zu benachbarten Strukturen, Gefäßen und einzelne Organen und umgibt sie wie eine Haut.

Faszienarten und ihre Eigenschaften

Lockeres und festes Bindegewebe

In allen drei Faszienschichten gibt es lockeres und festes Bindegewebe. Je nach Aufgabe nehmen sie sehr unterschiedliche Formen an. An einigen Stellen im Körper sind sie eher locker und faserig, an anderen elastisch, straff oder auch unregelmäßig oder netzartig.

Es gibt außerdem noch embryonale und retikuläre Bindegewebe, die aber bei unserem Thema, unspezifischer Rückenschmerz, in ihren

Funktionen zu vernachlässigen sind. Sie kommen vor allem in den Lymphknoten, im Knochenmark, in der Milz und Leber vor.

Interstitielles – lockeres Bindegewebe:

- Fasern verlaufen parallel.
- Es wird meist bei eindimensionalen Bewegungen beansprucht.
- Es besteht vorwiegend aus wässriger Grundsubstanz.
- Darin eingelagert sind Kollagenfasern und dünne Bündel elastischer Fasern.
- Es speichert Wasser und dient als Verschiebeschicht.
- Es füllt die Zwischenräume von Strukturen (z. B. Muskeln und Organen).
- Es ist aktiv am Stoffwechsel und bei der Erholung beteiligt.

Fibröses – festes Bindegewebe:

- Festes, straffes, netzartiges fasziales Gewebe mit Scherengitterausrichtung für mehrdirektionale Beweglichkeit.
- Es besteht überwiegend aus Kollagenfasern und wenig Wasser.
- Es kommt vor allem in Sehnen (Hand- und Fußsehnen) vor.

Vertiefende Informationen über Faszien

Dieses Kapitel bietet vertiefende Informationen für Fachleute. Leser können dieses Kapitel später lesen und zunächst überspringen. In diesem Fall lesen Sie bitte im Kapitel »Rückenschmerzen – Ursachen und allgemeine Behandlungsmöglichkeiten weiter.

Die Grundbestandteile von Fasziengewebe sind immer Kollagene und elastische Fasern und Zellen. Diese sind eingebettet in die Grundsubstanz, in der Nervenendigungen und Blutgefäße enthalten sind – das wird auch als extrazelluläre Matrix (EZM) bezeichnet, gleichgültig, ob es sich um die tiefe oder oberflächliche Faszie handelt oder um lockeres oder straffes Bindegewebe. Sie unterscheiden sich lediglich in der Zusammensetzung.

Der Universalbaustoff unseres Körpers – die Zusammensetzung des Bindegewebes

Jedes Fasziengewebe besteht aus den gleichen Grundsubstanzen:

1. Bindegewebszellen – zelluläre Elemente

Fibroblasten – kommen am häufigsten vor und sind Bindegewebszellen, die u. a. die Faserproteine Kollagen und Elastin produzieren.

Mastzellen: Sie helfen bei Entzündungen und können Gefäße erweitern.

Fettzellen: Helfen bei der Regulation der Körpertemperatur und wirken mechanisch wie ein Stoffdämpfer.

Abwehrzellen und Lymphzellen.

2. Matrix – Extrazelluläre Matrix (EZM) besteht aus

Bindegewebsfasern (Kollagene und Elastin) und der Grundsubstanz: Diese wird teilweise von Gewebszellen gebildet und besteht aus ca. 70 % Wasser, Eiweiß- (Proteoglycane) und Zuckermolekülen (Glycosaminoglykane) und dient u. a. dem Stoffaustausch zwischen den Zellen und dem Blut.

3. Nervenendungen

4. Blutgefäße

Fibroblasten sind Bindegewebszellen, die den größten Zellanteil darstellen und vielfältige Eigenschafen haben. Sie produzieren den Hauptbestandteil der Grundsubstanz. Sie spielen eine wichtige Rolle bei der Narbenbildung und bei der Immunabwehr. Bei mechanischen Reizen wie Druck und/oder Spannung verändern Fibroblasten ihre Eigenschaften.

Sie werden üblicherweise über zwei Wege zur Kontraktion angeregt. Über die mechanische Belastung und durch flüssige chemische Stoffe. In den Regionen, an denen sich der Druck und die Spannung einstellen, an den sogenannten Kraftlinien, vermehren sich die Fibroblasten, um die Faszie bei gesteigerter Belastung zu verstärken und zu stützen. Vor Ort produzieren sie weitere Stoffe, um die Faszie bei stärkerer Belastung zu unterstützen, vgl. Paoletti (2011), S. 104 ff., Myers (2010), S. 66 ff.

Fibroblasten werden zu Myofibroblasten, kontraktile Zellen im Bindegewebe, die Energie aufbauen, speichern und halten können.

Die Fibroblasten starten in ihrem Zyklus in der extrazellulären Matrix (EZM). Vor Ort können sie je nach Bedarf und durch verschiedene Zwischenschritte u.a. mit Hilfe von Makrophagen (sogenannten Fresszellen und Bestandteilen des Immunsystems, die in der EZM enthalten sind) zu Myofibroblasten umgewandelt werden. Je mehr Kollagene und Myofibroblasten im Bindegewebe vorhanden sind, desto fester und stabiler ist es.

Ihre Hauptaufgabe ist neben der Kollagenbildung der Spannungsaufbau im Gewebe.

Verstärkt befinden sich diese Zellen, die Myofibroblasten, in der großen Lumbodorsalfaszie und Nackenfaszie (siehe Abb. auf S. 120), die Orte, wo viele Menschen ihre Rückenschmerzen oder Schulter-Nackenverspannungen wahrnehmen.

Je stärker zum Beispiel der untere Rücken durch Stress, Bewegungsmangel und Fehlhaltung belastet ist, desto mehr Myofibroblasten werden vor Ort produziert und wandern in das belastete Bindegewebe der Lumbordorsalfaszie ein, die sehr viele Sensoren zur Wahrnehmung beinhaltet. Myofibroblasten gehen bei der Belastung spontan in eine Daueranspannung und unterstützen den betroffenen Bereich durch eine gesteigerte Kollagenproduktion. Sie bauen Spannung auf, mit der sie die »Fehlhaltung« festhalten. Das wiederum führt zu weiteren Bewegungseinschränkungen und Schmerzen.

Myofibroblasten stabilisieren und heilen im normalen Fall belastetes Gewebe, indem sie es zusammenhalten und festziehen. Das ist sehr nützlich bei der Wundheilung, da beschädigte Zellen schnell und fest verschlossen werden. Beim Belastungsreiz Druck wird die Proteoglykan- und Glykosaminglycansynthese angeregt, die eine zähe und feste Grundsubstanz erzeugt. Bei einem Belastungsreiz ›Zug‹ wird die Kollagen- und Elastinsynthese aktiviert.

Durch ihre vermehrte Produktion und Ansammlung und ab einem ausreichend hohen Dichtegrad im kollagenen Bindegewebe besitzen sie jetzt die Eigenschaft, dass sie sich ohne zusätzliche äußere willkürliche Reize, unwillkürlich – ganz von selbst – zusammenziehen.

Faszien passen sich selbstständig an die äußeren Rahmenbedingungen an.

Dieses Wissen aus der Faszienforschung ist neu!

In der Regel kann sich kollagenes Bindegewebe nicht von allein zusammenziehen. Wenn Myofibroblasten sich unwillkürlich zusammenziehen, dann tun sie das dauerhaft, ohne müde zu werden. Ihre Kontraktion baut sich im Vergleich zur Muskelkontraktion sehr langsam über 20 bis 30 Minuten auf und bleibt für mehr als eine Stunde vorhanden, bevor sie wieder zurückgeht, falls die Belastung vorbei ist. Wenn das nicht der Fall ist, bleiben sie in der Spannung. (vgl. Myers 2010, S. 67). Wiederum 15 bis 30 Minuten dauert es mindestens nach einer mechanischen Beanspruchung, bis die jeweilige Faszie dichter und steifer wird.

Normalerweise ist dieser Vorgang kein Problem, die Faszien unterstützen nur die Helfer-Funktionen. Kommen jedoch fehlende Kontraktions- und Dehnreize durch Stress, Fehlhaltung oder Schonhaltung hinzu, bleibt das betroffene Gewebe zu lange unbeweglich und angespannt und das Verkleben beginnt. Die Gewebsflüssigkeitszirkulation wird eingeschränkt, fasziale Mechanorezeptoren und Nervenbahnen wie auch Blutgefäße können eingeklemmt oder eingeengt werden, neben dem Verfilzen entsteht zusätzlich Schmerz.

Die Faserproteine Kollagen und Elastin

Kollagene sind feste Proteinfasern, die dem Körper eine Form verleihen. Sie werden auch als Gerüst- oder Strukturproteine bezeichnet. Kollagenfasern stellen mit 60–70 % den größten Anteil an Bindegewebsfasern dar. Es gibt inzwischen 28 unterschiedliche Kollagentypen, ihre mechanischen Eigenschaften reichen von sehr leicht dehnbar bis zu sehr reißfest.

Das Strukturprotein **Elastin** ist ein weiteres Faserprotein des Fasziengewebes. Es hat eine sehr elastische Eigenschaft und kommt nach dem Dehnen in seine alte Form zurück. Wie ein Gummiband, das Sie dehnen und wieder in seine Ausgangsform zurückspringen lassen. Für Organe wie die Blase, den Darm oder die Haut, die sich regelmäßig ausdehnen und ihre Form immer wieder anpassen müssen, ist die Elastizität und Dehnbarkeit enorm wichtig.

Matrix – Extrazelluläre Matrix (EZM)

Das Bindegewebe besteht aus verschiedenen Zellen und Zellverbundsystemen. Die Bindegewebszellen – Fibroblasten – produzieren die wichtigen Faserproteine Kollagen und Elastin, die für straffes und festes Bindegewebe verantwortlich sind. Die Bindegewebszellen und die Faserproteine sind vor allem von Wasser (ca. 70 %), Eiweiß- (Proteoglycane) und Zuckermolekülen (Glycosaminoglykane) umgeben. Alles zusammen wird als Grundsubstanz, Matrix oder extrazelluläre Matrix (EZM) bezeichnet. Die Grundsubstanz kann sich in ihrer Beschaffenheit von flüssig über halbflüssig bis zu einem gelartigen Zustand verändern.

Damit das Wasser nicht der Schwerkraft folgend in Richtung Beine versackt, befinden sich diese zahlreichen feinen Zucker-Eiweiß-Verbindungen an den Kollagenfasern, sie binden das Wasser und halten es damit vor Ort im Gewebe.

Durch die Faserproteine ist die Matrix gleitfähig, dient als Stoßdämpfer und leistet einem Druck Widerstand. Sie stützt und verbindet die Zellen miteinander. Die Matrix ist im ständigen Austausch mit den Nachbarzellen. Sie transportiert Nährstoffe, versorgt damit die Bindegewebszellen und entsorgt die Abfallprodukte und Krankheitserreger.

Darüber hinaus beinhaltet die Matrix Nervenendigungen und Blutgefäße, und sie hat in den verschiedenen Bindegewebstypen verschieden hohe Anteile an Fettzellen, Lymph- und Abwehrzellen. Diese Zelltypen haben einen wichtigen Platz im Immunsystem des Körpers. Man könnte die Matrix auch als das Zentrallabor des Körpers bezeichnen. Die Dicke und Stabilität der Myofaszien variiert je nach körperlicher Belastung und Tätigkeit.

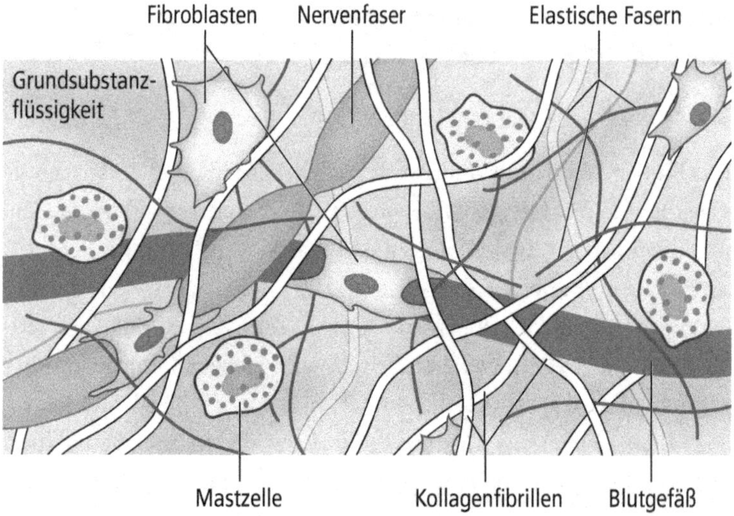

Querschnitt durch lockeres Bindegewebe, modifiziert n. Slomka (2014), S. 21

Nervenendigungen – Mechanorezeptoren

Jede Bindegewebeart hat zahlreiche Nervenfasern mit sensiblen Nervenendigungen, die Nervenreize und Informationen aufnehmen, diese über zentrale Leitbahnen an das Gehirn übermitteln und so mit ihm kommunizieren.

Die Geschwindigkeit der Reizweiterleitung ist unterschiedlich. Alle Informationen, die zu Schmerz werden, werden in der Regel langsamer transportiert als die Informationen, die zur Bewegung gehören, diese sind um ein Vielfaches schneller. Bei der Aufnahme von Reizen und bei der Reizweiterleitung geht es zu wie beim Güter-Personen-Transport in einem komplexen Straßen-Verkehrssystem.

Auf der Reise zum Gehirn – Das Straßenverkehrs-System unseres Körpers

Das komplexe Thema der Informationsweiterleitung und der Informationsverarbeitung führe ich vereinfacht mit einer Metapher ein: Die Reise zum Gehirn als Straßenverkehrssystem mit Verkehrswegen, Fahrzeugen und Reisegeschwindigkeit.

In dem Bild besteht das Straßenverkehrssystem aus verschiedenen Verkehrswegen (Leitbahnen), Autobahnen, gebührenpflichtigen, gut ausgebauten und intakten Mautstraßen, Bundes- und Landstraßen und Feldwegen, Sonderwegen und dem Schienenverkehr. Verkehrsteilnehmer (Informationen) nutzen die Wege und Transportsysteme für ihre Reise zum Gehirn sehr unterschiedlich. Einige lieben das Auto. Einige nutzen gern schnelle und wendige Sportwagen, andere wiederum fahren und reisen gern gemütlich mit einem Mittelklassewagen oder sogar einem langsamen Oldtimer. Manchmal braucht es bei einer langen Reise auch Sonderfahrzeuge wie Busse oder Taxis. Andere bevorzugen den gut ausgebauten öffentlichen Nahverkehr und reisen mit Bussen und der Bahn.

Die Verkehrsregelung ist einfach. Auf den ausgebauten gebührenpflichtigen Mautstraßen dürfen, können und müssen ausschließlich die Schmerzfahrzeuge fahren, die, egal woher sie kommen, immer Zugang haben. Die Schmerzfahrzeuge sind Mittelklassewagen, die mit einer mittleren Geschwindigkeit unterwegs sind. Ist meine Aufmerksamkeit auf Schmerzerfahrung ausgerichtet, herrscht viel Verkehr auf den Mautstraßen.

Die Autos, die die Bewegungsinformation transportieren, sind in der Regel schnelle Sport- und Rennwagen, mit einem leistungsstarken Motor. Sie sind in der Regel selbst auf schlecht ausgebauten Feldwegen schneller als die Schmerzautos auf den freien, gut ausgebauten Mautstraßen.

Bewege ich mich viel und habe Spaß und Freude daran, sind die Verkehrswege mit den unterschiedlichsten Fahrzeugen sehr voll. Die Verkehrsregelung (Aufmerksamkeitslenkung) kümmert sich um diese vielen Fahrzeuge, damit sie ihre Reise zum Gehirn unbehelligt und unbeschadet fortsetzen können.

Die Weiterleitung der Information Bewegung ist schneller als die Information Schmerz!

Wichtig: Nur das, was ich gerade bewusst wahrnehme, wird auf mein Verkehrssystem an das Zentrum – Gehirn – schnellstmöglich weitergeleitet! Also ist es das Ziel, bei Schmerz andere, schöne und vielfältige angenehme Informationen (Autos) auf unterschiedlichen Straßen auf die Reise zum Gehirn zu bringen. Dadurch ist der Schmerz nicht weg, aber er wird relativiert und kann sich nicht so stark in den Vordergrund spielen.

Meine Aufmerksamkeit bestimmt, welche Verkehrswege genutzt werden, wie lebendig der Verkehr auf den Straßen ist und wie effektiv die Verkehrsregelung erfolgt. Wenn das allgemeine Verkehrssystem im positiven Sinn stark ausgelastet ist, werden Mautstraßen stillgelegt oder abgebaut (da ihre Nutzung kaum noch erfolgt). So funktioniert die Unterbrechung einer chronifizierten Schmerzspirale.

Die Nervenendigungen werden allgemein als Mechanorezeptoren bezeichnet, von denen es vier Typen gibt. Die meisten liegen in der oberflächlichen Faszienschicht und im Übergangsbereich zur tiefen Faszienschicht.

Über diesen Weg kommunizieren die Faszien mit dem autonomen Nervensystem. Sie berichten über die Lage, die Situation und den Zustand des Körpers, die körperliche Eigenwahrnehmung (Proprioziption), über Schmerzen (Nozizeption) und über die inneren Gefühlsqualitäten; über Wohlbehagen und Selbsterkennung (Interozeption), die Innere Körperwahrnehmung oder Innenwahrnehmung, vgl. Schleip (2019).

In der Medizin und in der Psychologie werden diese Begrifflichkeiten unterschiedlich verwendet. In der Psychologie fasst man die drei in der Medizin beschriebenen Fertigkeiten unter dem Wort Proprioziption zusammen, die Fähigkeit, sich selbst wahrnehmen zu können. Körperwahrnehmung oder Selbstwahrnehmung – beide Worte werden synonym verwendet.

Ich orientiere mich hier zunächst an der medizinischen Dreiteilung, da diese für die Darstellung von Schmerzentstehung und Schmerzwahrnehmung wichtig ist.

Körperwahrnehmung und die dafür typischen Nervenenden

Körperwahrnehmungsarten	Nervenendigungen Rezeptoren	Aufgaben und Funktion
Proprioziption	Mechanorezptoren 1. Interstitielle, freie Nervenendigungen 2. Ruffini-Rezeptoren 3. Pacini-Rezeptoren 4. Golgi-Rezeptoren	Körperliche Eigenwahrnehmung durch Informationsweitergabe über Beweglichkeit: Ort, Lage, Ausrichtung und Bewegung des Körpers im Raum und die Stellung einzelner Körperteile und der Gelenke zueinander. Rückenschmerz ist eine Störung der Propriozption.
Nozizeption	Nozizeptoren Interstitielle, freie sensible Nervenendigungen	Schmerzwahrnehmung durch Informationsweitergabe über: Mechanische Reize; Thermische Reize: Hitze und Kälte; Chemische Reize (Histamin oder Serotonin z. B. können Schmerzen verursachen). Wenn kleine Kinder »Bauchschmerzen« haben, kann das Hunger sein, der weh tut. Bei zu wenig Wasser im Körper trocknen Faszien aus – das tut weh.
Interozeption	Interozeptive Rezeptore Interstitielle, frei Nervenendigungen	Innenwahrnehmung durch Informationsweitergabe über: z. B. Gefühle von Leichtigkeit oder Schwere, Enge oder Weite, Fließen, Pulsieren, Wohl- oder Unwohlempfinden. Wahrnehmung von sinnlichen und wohltuenden Berührungen vor allem über die Haut.

Grundfunktionen von Faszien

Die Hauptaufgabe des Bindegewebes besteht darin, verschiedene Gewebe und Organe zusammenzuhalten und zu stützen.

»*Die Plastizität* (die Fähigkeit sich zu verformen, Anm. der Autorin) *der Faszie ist ihre essentielle Eigenschaft, ihr Geschenk an den Körper und der Schlüssel zur Aufhebung von Mustern, die über lange Zeit bestanden haben.*« (Myers (2010), S. 27)

Faszien sind vielfältig. Sie leisten enorm viel, ohne dass wir es bemerken. Wir spüren erst dann etwas, wenn Faszien ihre Aufgaben nicht mehr richtig ausführen (können), meist in Form von Bewegungseinschränkung, Schmerz oder seelischer Unausgeglichenheit. Hauptsächlich sind die Faszienarten für unsere Bewegung und unsere Körperformen verantwortlich. Sie sind wichtig für den Informationsaustausch und die Kommunikation mit unserem Gehirn, zudem versorgen sie unseren Körper mit Nährstoffen.

Bindegewebe ist sehr vielseitig und hat eine starke Reaktions- und Anpassungsfähigkeit. Es ist unglaublich flexibel und passt sich allen Körperbewegungen und Körperzuständen an und strukturiert uns nach einiger Zeit einfach um. Wenn wir viele Stunden in sitzender gebückter Haltung vor einem Smartphone, Tablet oder PC arbeiten, wenn wir uns einseitig belasten, die Beanspruchung einseitig ist, dann passt sich das Bindegewebe an und »hilft« diese (Fehl-) Haltung besser zu halten.

Durch den nach unten gerichteten Blick senkt sich der Kopf und geht nach vorn. Gleichzeitig sinkt die Brust ein und der Rücken wird rund. Viele Rückenmuskeln müssen jetzt arbeiten, damit der Kopf nicht noch weiter durchhängt. Der Kopf hat etwa ein Siebtel des Körpergewichts. Bei einer Person, die 70 kg wiegt, sind das ca. 8–10 kg. Dieses Gewicht müssen die Rückenmuskeln über Stunden halten. Spannung wird aufgebaut, und in der Kopf- und Nackenregion beginnt das Bindegewebe sich an diese Fehlhaltung anzupassen. Auch der Rücken passt sich an. Er wird runder und kommt nicht mehr automatisch in die gerade aufrechte Position zurück. Die Spannungsenergie, die normalerweise bei Bewegung in und durch die Muskelfaszien fließt und nach vollbrachter Muskelbewegung wieder in den Entspannungszustand, den ursprünglichen Zustand, zurückkommt, bleibt bei unserem Dauer-Smartphone-Benutzer starr, da er sich nicht bewegt. Der Muskel agiert vielmehr als Haltegurt, er nutzt die Energie, um den schweren Kopf zu halten und kann nicht mehr loslassen oder entspannen. Entlang dieser Belastungslinie werden neue Kollagenfasern gebildet und abgelagert, um gezielt mehr Widerstandskraft entgegenzusetzen. Die Faszien werden dicker und härter. Das ist der Moment, in dem Faszien verfilzen und verkleben, der Moment, in dem das Gewebe hart und druckempfindlich wird und Schmerzen entstehen und auch wahrgenommen werden. Die starre Haltung und der runde Rücken bleiben, und es beginnt weh zu tun.

Diese Zug-Energie, die beginnenden Verkürzungen an Sehnen und Bändern haben über die myofaszialen Leitbahnen Einfluss auf den ganzen Körper und können sehr unangenehm und schmerzhaft auch in anderen Körperregionen werden.

Faszienfasern sind mal stärker, mal schwächer miteinander verknüpft und enthalten mehr oder weniger Flüssigkeit. Faszien verändern ihre Konsistenz und ihre Festigkeit. Von fest bis flüssig ist alles möglich. Bindegewebe fließt geschmeidig mit, wenn wir in wiederholenden Bewegungsabläufen sind. Es dehnt sich bei Bewegung mit aus, kann sehr dünn bei der Bewegung werden oder bleibt dicker, wenn es festhält, wenn wir z. B. etwas tragen. Dabei ist es extrem reißfest.

Es kann sich lokal umgestalten. Wenn wir uns verletzt haben, übernimmt es vor Ort die Reparaturarbeiten, wie in einer Werkstatt. Mit Hilfe dieser Eigenschaften repariert uns das Bindegewebe an vielen Stellen. Selbstheilung findet statt.

Faszien erledigen acht Aufgaben:

1. Sie übertragen Kraft und Energie, die wir zur Bewegung brauchen.
2. Sie schützen uns vor Verletzungen und agieren als Stoßdämpfer.
3. Als Teil unseres Immunsystems helfen sie uns bei Krankheiten.
4. Sie versorgen unsere Organe und Zellen mit lebensnotwendiger Nahrung.
5. Sie halten Muskeln und Knochen zusammen und ermöglichen Bewegung.
6. Als größtes Sinnesorgan sind sie für die eigene Körperwahrnehmung und Kommunikation zuständig.
7. Die verschiedenen Sinneszellen leisten den Informationsaustausch mit dem Gehirn über Beweglichkeit und Mobilität, das Schmerzempfinden und die Gefühlslage.
8. Spannung wird erzeugt und Bewegungsenergie gespeichert.

1. Energie und Kraftübertragung

Fasziengewebe erzeugen Kraft und übertragen Energie. Muskeln sind miteinander durch Faszien verbunden. Der größte Teil der Kraftübertragung von einem Muskel auf den anderen geschieht über die Faszienvernetzung der Muskeln. Wenn wir uns bewegen und dehnen, erzeugen Faszien selbst Kraft. Die kinetische Kraft geben sie an den Muskel ab. Sie können diese Energie sogar speichern und katapultartig wieder freisetzen.

In der Faszie wird durch sehr schnelle, zyklische Bewegung Energie aufgebaut und damit die Federwirkung provoziert. Gleichzeitig muss sie durch verschiedene Dehnpositionen gestreckt werden, damit sich die Energie über die ganze Funktionskette verteilen kann. Der Muskel nutzt diese Kraft und kann sie um ein Vielfaches verstärken. Je elastischer und dehnbarer Faszien sind, umso größere Kräfte werden erzeugt und übertragen. Am wirkungsvollsten wird die Faszie angesprochen, wenn Elastizität ohne eine aktive Muskelkontraktion ins Spiel kommt; passiv erhält der Muskel die Kraft über die Faszie. Dadurch haben wir insgesamt mehr Kraft für unsere alltäglichen Aktivitäten und Bewegungen zur Verfügung, die wir kräftesparender ausführen können. Ein gesundes Fasziennetz übernimmt den Großteil der Bewegungsenergie bei alltäglichen Bewegungsmustern.

Bei Tieren ist dieser Mechanismus gut beobachtbar. Frösche, Kängurus, Antilopen, Gazellen usw. sind hervorragende Spring-Tiere. Sie haben sehr wenig Muskelmasse und nutzen die Speicherenergie ihres Bindegewebes maximal aus. Katapultartig können sie weit über ihre Körpergröße hinaus springen.

Ein hochelastisches Bindegewebe macht uns wendiger, schneller und lässt uns beschwingter und leichter durchs Leben gehen. So können Kräfte von außerhalb der Zelle über die EZM (extrazelluläre Matrix) in das Zellinnere übertragen werden. Dies kann auch in die Gegenrichtung erfolgen, aus der Zelle in die EZM, bei Myofibroblastenkontraktion, die über die Zellmembran auf die umgebende EZM übertragen wird. (s. S. 127).

Wichtig für (Spitzen)-Sportler:
Ein intaktes und geschmeidiges Fasziengewebe ist eine absolute Notwendigkeit für eine Leistungssteigerung. Dies ist nur über die volle Funktionalität der faszialen Kraftübertragung möglich und nicht, wie man früher annahm, über Krafttraining zur Muskelkrafterhöhung.
»Sie (die Spitzensportler, Anm. der Autorin) *benötigen die gespeicherte kinetische Bewegungsenergie aus den Faszien, um Energie, die zur Muskelkontraktion notwendig ist, zu sparen und so länger durchhalten zu können und um Kräfte freizusetzen, die ihnen allein aus der Muskelarbeit heraus nicht möglich zu rekrutieren wären«, Slomka (2014), S. 125.*

Das neurogene Zittern dient bei Sportlern nach einem intensiven Kraft- und Muskelaufbautraining zur Regeneration und als effektive Verletzungsprophylaxe. Und es ist nicht anstrengend und fühlt sich gut an!

2. Schutz- und Stoßdämpferfunktion

Eine wesentliche Aufgabe der Faszie besteht darin, uns körperlich und seelisch vor Verletzungen zu schützen. Aus diesem Grund müssen sie sehr anpassungsfähig sein. Faszien bestehen zum großen Teil aus Wasser, Protein, Elastin und Kollagenfasern. Das verschafft ihnen die elastischen und gleitfähigen Eigenschaften. Zudem trennen die Faszien die Muskeln und sorgen dafür, dass diese nicht aneinander reiben können. So schützen sie auch vor Verletzungen. Unsere lebensnotwendigen Organe wie z. B. Herz, Lunge, Leber, Nieren (diese sind noch zusätzlich durch das umliegende Fettgewebe geschützt) sind vielfältig von Faszien durchdrungen und umhüllt. Sie schützen uns dort vor Spannungskräften, Stress und Gewalteinwirkungen. Bei besonderer Beanspruchung verdicken sich die Faszien. Ein typisches Beispiel hierfür ist die sehr widerstandsfähige untere Rückenfaszie, sie ist sehr dick und bei Stress und Belastung verdickt sie sich noch stärker.

Das Gehirn und das Rückenmark werden vor plötzlichen Druckschwankungen und Stößen, das Gefäß- und Nervensystem bis zu einem gewissen Grad vor Zerrung, Kompression (die Ausübung von Druck auf ein Gewebe) oder andere Schädigungen geschützt. Die Hauptstämme der Arterien, Venen und Nerven verlaufen in der tiefen Faszienschicht und sind zusätzlich von Faszienhüllen umgeben. Durch die Umhüllung, die sie klar voneinander trennt, soll bei einer Infektion das Organ geschützt werden.

Einzelne Bestandteile der EZM (Proteoglycane-Eiweissmoleküle) können sich in ihren Eigenschaften bei Zug und Druck so verändern, dass sie die Aufgabe eines elastischen Stoßdämpfers übernehmen. Die EZM wird zäher, dicker, die biomechanische Gewebespannung wird stark aufrechterhalten. Gleichzeitig puffern sie Fremdkörper von außen ab. Diese können nicht so schnell in Muskeln und anderes Körpergewebe eindringen. Nach einem kräftigen Aufprall bei einem Sturz fangen sie die übertragene Energie auf. Sie können so die Stärke von Druckbelastungen abschwächen, den Druck in verschiedene Richtungen umleiten und damit eine Organschädigung vermeiden. Fettgewebe verstärkt die Schutz- und Stoßdämpferfunktion. So sind wir umfassend vor Verletzungen geschützt.

»*Die mechanische Dynamik eines Gewebes wird von der lokalen Proteoglykan- und Hyalinsäurekonzentration bestimmt. In die einzelnen Stufen der Proteoklycan-Synthese und Metabolisierung können endogene (z.B. Vererbung, Gendefekt) und exogene Faktoren (Fehlernährung, Stress, bakterielle und virale Infektionen, Traumata etc.) eingreifen. Das führt zu einer Verdichtung der Grundsubstanz mit Verstärkung der Kollagenfasern.*« (Paoletti (2011), S. 130)

Unser Immunsystem ist schlau, es weiß, was für uns gesund ist, und es weiß, was uns krank macht. Es erkennt krankmachende Viren und Bakterien und bekämpft diese eigenständig. Das ist ein genetisch angelegter Prozess, willentlich nicht zu beeinflussen – eine weitere Selbstregulationseigenschaft, die auf das Fasziengewebe einwirkt.

3. Abwehrfunktion

Wenn wir uns verletzen, stürzen, stolpern, uns mit dem Messer bei der Küchenarbeit in den Finger schneiden oder Bakterien oder Viren eine Erkrankung oder eine Entzündung auslösen, helfen uns spezielle

Zellen, die im Lymphsystem vorhanden sind, gesund zu werden. Sie wehren Krankheitserreger ab, der körpereigene Klebstoff »Fibrin« verklebt die Wunden und der Heilungsprozess beginnt. Das Bindegewebe ist damit ein wichtiger Teil unseres Immunsystems. Sind wir mobil und beweglich, gehört eine ganzheitliche Lymphreinigung zur Vorbeugung von Krankheiten. Wenn der Lymphfluss gestört ist, reagiert der Körper mit Symptomen – schwere Beine, Wassereinlagerungen, geschwollene Augen. Die Kläranlage unseres Körpers ist verstopft, wir sind anfälliger für Krankheiten.

4. Ernährungs- und Transportfunktion

Ein Hauptbestandteil des Bindegewebes ist Wasser. Rund ein Viertel unseres gesamten Körperwassers ist in den Transportwegen der Faszien gespeichert. Die Flüssigkeit dort wird als Lymphe bezeichnet. In ihr werden die Nährstoffe zu den Zellen, Organen und in das umliegende Gewebe transportiert. Damit können die Zellen arbeiten. Nach getaner Arbeit (Stoffwechselprozess) fließen die verbrauchten Reste in die Lymphflüssigkeit zurück. Der Abtransport erfolgt durch das Ableiten der Lymphflüssigkeit zwischen den Faszien. Jedes Mal, wenn wir uns bewegen, wenn unsere Muskeln arbeiten, wird dieser Austauschprozess über die Lymphe positiv unterstützt. Das Lymphsystem ist quasi die Kläranlage unseres Körpers.

Bewegen wir unsere Muskeln nicht oder nur sehr einseitig, oder bleiben wir in einer Muskelanspannung stecken, staut sich die Lymphe nach einer gewissen Zeit in diesem Transportweg. Neues kommt nicht ausreichend in den Zellen an, und das Alte kann nicht abtransportiert werden. Das Bindegewebe wird schlechter versorgt. Faszien verkleben oder verfilzen, wenn es zu einem Lymph-Stau kommt. Biochemische Vorgänge produzieren dann eine Substanz, die die Faszien verklebt (s. Kap. 7, S. 174 ff.).

5. Stütz- und Verbindungsfunktion

Die Ansicht, wonach allein die Wirbelsäule den Körper trägt, ist veraltet. Heute gilt ein neuer systemischer Ansatz: Alles (Knochen, Muskeln, Faszien) ist miteinander verbunden. Jede Bewegung hat Einfluss auf uns. Unser Körper ist wie ein vielverzweigtes Netz: Unsere Knochen würden in sich zusammenfallen, wenn nicht die Faszien und die Muskeln sie stützen, verbinden und zusammenhalten würden. Es sind die Faszien, die unser Muskelsystem funktionieren lassen. Die Funktion und die Stabilität unserer Gelenke bleiben durch sie erhalten. Sie sorgen dafür, dass unsere Organe in ihrer anatomischen Form bleiben und an knöchernen Strukturen befestigt sein können. Unsere Körperhaltung und unser Erscheinungsbild werden durch sie geprägt, egal, ob wir schlank oder dick sind. Hinzu kommt, dass die Bindegewebe auch miteinander verbunden sind und Unbeweglichkeiten und Spannungen in andere Körperteile übertragen. Eine verklebte oder verkürzte Wadenfaszie könnte beispielsweise einen Zug auf den unteren Rücken bis hin zur Schulter bewirken und Unbehagen, anhaltende Schmerzen und Bewegungseinschränkungen verursachen.

Wenn wir über Wochen oder Monate im Stress sind, sehen andere Menschen das. Wir gehen angespannt durch das Leben, der Kopf und die Schultern sind nach vorn gebeugt. Wir wirken geduckt und ängstlich – gerade so, als wären wir in einer permanenten Habachtstellung. Das Aufrichten fällt uns schwer. Wenn wir dagegen voller Freude und Vitalität sind, drückt sich das auch in der Körperhaltung aus. Wir gehen aufrecht, der Blick ist nach vorn gerichtet. Wir sind zufrieden, und andere nehmen das wahr.

6. Kommunikation und Körperwahrnehmung

Die Faszien sind für unsere Körperwahrnehmung das größte Wahrnehmungsorgan. Wo bin ich, wie geht es mir, fühle ich mich wohl in meiner Haut oder nicht? Fühle ich mich sicher oder nicht, ist es gerade entspannt oder angespannt in meinem Leben? Leide ich unter Schmerzen und wenn ja, sind sie mehr oder weniger erträglich?

Damit wir diese Fragen für uns beantworten können, benötigen wir die Faszien. Sie kommunizieren mit dem autonomen Nervensystem (ANS). Sie bringen Informationen aus dem ANS an die Zellen der Faszien und geben ihm Informationen aus den Faszien. Diese Informationsaufnahme und ständige Rückmeldung an das Gehirn dient der körperlichen Eigenwahrnehmung und ist nötig, damit wir ein Körpergefühl entwickeln.

Faszien haben über Membranproteine und fasziale Kontakte eine Verbindung bis in die Zelle und sogar zum Zellkern in die DNA. Die Grundsubstanz der EZM der Faszie steht mit allen Zellen des menschlichen Körpers in engem Kontakt. Nerven, Blut- und Lymphgefäße enden in der Grundsubstanz und dringen nicht in die einzelnen Zellen hinein. Sie bringen Nährstoffe und Informationen aus dem Umfeld zu den Zellen und nehmen Informationen und Abbauprodukte des Stoffwechsels aus der Zelle wieder mit (das geschieht mittels Osmose und Diffusion). Das ist ein Kommunikationsweg, in dem Informationen ausgetauscht werden.

Ein zweiter Kommunikationsweg findet überwiegend über die Nerven und deren Nervenendigungen im Bindegewebe statt. Fasziengewebe ist stark mit Nervenfasern, Rezeptoren ausgestattet. 80 % aller Rezeptoren liegen in der oberflächlichen Faszienschicht und 60 % der Informationen an das Gehirn kommen aus den Faszien, nur 40 % aus den anderen fünf Sinneskanälen

1. Tasten, Fühlen, die taktile Wahrnehmung mit der Haut – Gefühl
2. Hören, die auditive Wahrnehmung mit den Ohren – Gehör
3. Sehen, die visuelle Wahrnehmung mit den Augen – Sehen
4. Schmecken, die gustatorische Wahrnehmung mit der Zunge – Geschmack
5. Riechen, die olfaktorische Wahrnehmung mit der Nase – Geruch.

Alle Reize und Informationen, ob sie durch Faszien oder durch die fünf Sinneskanäle aufgenommen werden, symbolisieren unterschiedliche Fahrzeuge, die mehr oder weniger schnell auf den verschiedenen Straßen oder Schienen im Bild des Straßenverkehrssystems zum Gehirn fahren. Je vielfältiger und ausgewogener Fahrzeuge und Straßen genutzt werden, umso besser ist der Verkehr geregelt und fließt ungestört. Viele Verkehrsteilnehmer (Informationen) kommen auf ihre Art gut, entspannt, erholt zum Ziel. Wenn der Verkehrsstrom so läuft, fühlen und erleben wir uns als lebendig und aktiv.

Wie auf S. 131 dargestellt, können wir drei Arten der Körperwahrnehmung beschreiben: Proprioziption, Interozeption und Nozizeption.

Proprioziption – Eigenwahrnehmung

Die Mechanorezeptoren (Nervenendigungen, s. S. 128) registrieren und berichten dem Gehirn über Körperabschnitte, vor allem über die Lage unserer Muskeln, Organe oder Körperteile zueinander. Damit sind die Körperhaltung und die Bewegungsorganisation gemeint. Weiter melden sie, ob und wie sich unsere Muskeln dehnen und bewegen, wie der Druck und/oder der Zug von Berührung ist, die Geschwindigkeit und wie sich das Erlebte anfühlt. Ich nehme wahr, dass ich z. B. meine Arme und Beine bewege und spüre, wie sich die Bewegung anfühlt. Ich merke, ob ich die Bewegung leicht durchführen kann, oder ob ich mich stark anstrengen muss. Kann ich beim Beugen z. B. die ganze Beweglichkeit eines Gelenks nutzen, oder ist das Gelenk in seiner Funktion eingeschränkt? Wenn ich meine Augen schließe und jemand meinen Arm bewegt, weiß ich trotzdem, wo sich mein Arm befindet.

»Für die Nervenleitung auf Faszienebene scheinen das parasympathische und vor allem das sympathische System zuständig zu sein, die sowohl die Mechanik als auch die Biochemie der Faszie beeinflussen.« (Paoletti (2011), S. 138)

Mechanorezeptoren werden hauptsächlich durch eine mechanische Gewebeverformung erregt (vgl. Schleip 2014, S. 60). Das passiert neben Druck und Zug von außen auch durch innere biochemische Reaktionen, die u. a. durch ein Stresserleben ausgelöst werden. Ist der Sympathikus stark aktiv, werden Stresshormone und Enzyme freigesetzt, die sich auf den ph-Wert der EZM sauer auswirken. *»Erinnern wir uns, dass Proteoglycane die viskös-elastischen Eigenschaften der Gewebe ver-*

ändern und ihnen die Anpassung an Druckeinflüssen ermöglicht.« (Paoletti (2011), S. 133)

Die Grundsubstanz der EZM-Matrix wird dadurch fester und zäher, und das veränderte saure Milieu regt die vermehrte Produktion von festem Kollagen an. Diese zusätzlichen Fasern brauchen im Bindegewebe Platz, Wasser wird somit verdrängt. Die Reduktion von Wasser führt zur Verringerung der geschmeidigen Gleitfähigkeit der Matrix. Der »Zellmüll« wird schlechter abtransportiert. Erschwerend hinzu kommt jetzt die Eigenschaft der Myofibroblasten (s. S. 120) sofort Spannung aufzubauen, da wir bei Stress schnell angreifen oder fliehen müssen. Einfacher ausgedrückt heißt das, im Bindegewebe wird es eng und fest. Es ist angespannt und eher unbeweglich. Die Geschmeidigkeit nimmt ab, und durch den Platzmangel drücken und quetschen die prallgefüllten Zellen die sonst freiliegenden Nervenstränge und Nervenendigungen zusammen.

Das ist eine mechanische Verformung, die im Bindegewebe autonom, unwillkürlich bei Stress passiert. Nutzen wir diese faszialen Hilfsleistungen zur erfolgreichen Umsetzung der stressigen Situation, ist unsere Aufmerksamkeitsfokussierung auf Handeln, Verhalten, das Bewältigen der Situation ausgerichtet und nicht so sehr auf die Wahrnehmung des körperlichen (Spannungs)zustandes. Wenn wir dann das stressige Projekt oder die kniffelige Aufgabe pünktlich und erfolgreich abgeschlossen haben, beruhigt sich unser Körper auf allen Ebenen. Faszien werden entspannter und geschmeidiger. Körper und Seele geht es wieder gut.

Bleiben wir aber in langanhaltenden negativen Stress Situationen stecken, oder es entstehen ständig neue, dann nehmen die Mechanorezeptoren alle Auswirkungen der Dauerspannung mit der einhergehenden biochemischen Veränderung wahr und leiten sie weiter. Diese Information bedeutet an vielen Stellen: Druck, Enge, Gewebeschädigung. Die Information wird von den Nozizeptoren (s. S. 131, 144) aufgenommen und an das Gehirn geleitet, wo sie zu Schmerz wird. Andere Informationen sind langsamer, die Straßen werden enger und verstopfen, und die Fahrzeuge kommen nur schleppend, wenn überhaupt, vorwärts. Da es auf den Straßen zum Gehirn wie bei einem Autorennen zugeht – wer als erstes durch Ziel fährt, hat gewonnen –, hat die Information Spannung und Druck gewonnen. Das kommt an und wird zu Schmerz.

Eine Störung der Proproziption ist der Rückenschmerz. Wenn dauergestresste Menschen gefragt werden, wie sie sich körperlich fühlen und wahrnehmen, fällt die Antwort erfahrungsgemäß spärlich, diffus und unklar aus. Meist haben sie kein differenziertes Körpererleben oder eine differenzierte Körperwahrnehmung, außer vielleicht Schmerz, den sie spüren können. Gestresste Menschen fühlen und spüren sich weniger, es ist »irgendwie stumpf«.

Das liegt daran, dass durch die Enge im Verkehrssystem weniger Informationen im Gehirn ankommen. Die Informationen, Enge, Druck usw., die später zu Schmerz werden, haben ihre Mautstraßen zur Verfügung, ein völlig eigenständiges, fast immer frei durchgängiges System. Damit kommen sie viel schneller und häufiger im Gehirn an als andere Informationen, die quasi auf halber Strecke liegen bleiben.

Faszien verfügen über eine eigene Sensibilität. Die darüber aufgenommenen Informationen können sie selbstständig verarbeiten. Weil sie ein eigenes Innervationssystem haben, sind sie keine starre Struktur, sondern lassen Bewegung zu. »*Wir müssen Faszien also als eine Struktur mit einer gewissen autonomen Beweglichkeit betrachten.*« (Paoletti (2011), S. 138)

Faszien können sich also aktiv und autonom bewegen, und sie »wissen«, dass sie grundsätzlich beweglich sind. Diese »zellúläre Erinnerungsfunktion« ist das Erbe der embryonalen Entwicklung. Während der Entwicklung des Fasziengewebes ist die Grundinformation jeder einzelnen Zelle ein pulsierendes rhythmisches Bewegen. Leben heißt bewegen – deswegen registrieren die Faszien als Sinnesorgan alles.

Das neue Gebiet der Kardiopsychologie nutzt dieses Wissen für die Arbeitshypothese im Umgang mit Patienten, die am offenen Herzen mit Unterstützung einer Herz-Lungen-Maschine operiert wurden. Viele dieser Patienten sind nach einem solchem Eingriff für einen meist begrenzten Zeitraum mittel bis stark persönlichkeitsverändert (empathieloser, veränderte Toleranzgrenzen im sozialen Kontakt usw.). In vielen Fällen erleben das die Angehörigen und Freunde, die Patienten dagegen nicht. Sie sind in ihrer Eigenwahrnehmung »die gleiche Person wie vor der OP«: Das sei eben eine Folge einer schweren Operation, so die gängige kardiologische Erklärung. Für Patienten und deren Familienist das eine weitere Belastung nach einer schweren OP.
Beim Menschen fließt das Blut durch den Herzschlag gesteuert, rhythmisch, pulsierend, bewegend durch den Körper. Vom ersten Moment der Zeugung an ist diese zelluläre Information vorhanden. Leben heißt Rhythmus, Bewegung, Dynamik. Mit jedem Herzschlag wird das Blut durch unseren Körper gepumpt; rhythmisch, unterschiedlich intensiv, unterschiedlich schnell, je nachdem, wie schnell oder langsam ich mich bewege. Das Herz ist beweglich und passt sich an.
Das Blut, dass durch die Herz-Lungen-Maschine fließt und den Körper während der Stunden der Operation versorgt, pulsiert nicht, sondern fließt gleichförmig, fein gesteuert und hervorragend durch die Herz-Lungen-Maschine reguliert in den Körper hinein und wieder heraus. Über viele Stunden hinweg fehlen den Körperzellen lebensnotwendige Informationen zu Rhythmus, Bewegung und Dynamik. Die Zellinformation heißt an dieser Stelle Stillstand – und Stillstand kann als Todeserleben erfahren und »abgespeichert« werden; so die Hypothese der Kardiopsychologie. Diese Stillstand-Erfahrung speichern die Zellen als gemachte Erfahrung ab. Sie ist im zellulären Gedächtnis enthalten. Alle Zellen der operierten Menschen haben eine zutiefst traumatisierende Erfahrung gemacht, sie haben den Tod erlebt. Diese Erfahrung muss der Patient nach erfolgreicher Operation integrieren. Das braucht Zeit und Verständnis, liegt die Erfahrung doch im nicht-sprachlichen Bereich. Zittern ist ein hilfreiches Integrationsmittel, funktioniert es doch ohne Sprache

Wie fühle ich mich? Wie fühlt sich das gerade Erlebte in meinem Körper an? Um diese Frage zu beantworten, ist die Fähigkeit zur Eigenwahrnehmung entscheidend. Je nachdem wie die Antwort ausfällt, erhält das Gehirn unterschiedliche Rückmeldungen.

Störungen der Interozeption sind das Reizdarmsyndrom, Angststörungen, Depression etc. Ich fühle mich gestresst, das ist unangenehm, mein Körper tut weh – kann eine Art der Rückmeldung sein. Wohlig, ruhig, glücklich, sicher und entspannt eine andere. Vielleicht kennen Sie die Aussagen, »stimmig mit sich in einer Situation sein« oder »ich fühle mich wohl in meiner Haut«. Damit sich dieses Gefühl einstellen kann, haben die Sinneszellen auf den Faszien die Vorleistung dazu erbracht.

Faszien sind verantwortlich für unsere Fähigkeit der Körperwahrnehmung. Sind wir glücklich – geht es auch unseren Faszien gut.

7. Beweglichkeit und Schmerz

Die sensiblen Sinneszellen auf den Faszien nehmen weitere Informationen auf. Es geht vor allem um die Beweglichkeit und das Schmerzempfinden. Diese beiden Körperzustände sind eng miteinander verbunden. Trotzdem sind es zwei unterschiedliche Kreisläufe.

Nozizeption

Nozizeption ist die Wahrnehmung von Reizen, die unseren Körper wahrscheinlich oder tatsächlich schädigen. Registriert und wahrgenommen werden sie von einer Rezeptorenart, den Nozizeptoren (s. S. 131). Sie sind Übermittler an das Gehirn und teilen mit, wie mobil und beweglich ich bin und wie gut oder schlecht sich diese Beweglichkeit anfühlt. Dieser Sinneszellentyp ist in seiner Beschaffenheit sehr unterschiedlich und flexibel. Mal ist er weich, dann wieder fest, ein anderes Mal flüssig. Je nachdem, was im Leben gerade so los ist.

Wenn wir wegen Rückenschmerzen zu einer Massagebehandlung gehen, nehmen wir die Veränderung wahr. Der Körper fühlt sich danach weicher und elastischer an, Verhärtungen haben sich spürbar gelöst, diese Erfahrung wird im Gehirn als Entspannung wahrgenommen. Ist unser Leben gerade dauerhaft stressig und wir empfinden beispielsweise regelmäßig Angst, dann sind unsere Muskeln und Faszien angespannt und zusammengezogen. Wir stehen gewissermaßen unter Strom – und das macht sich bemerkbar. Es findet keine Entspannung mehr statt. Das passende Körpergefühl ist Anspannung, Druck, Härte. Es tut alles nur noch weh. Die Faszienzellen übermitteln die Botschaften an das ANS (Autonomes Nervensystem), dort werden sie durch bewusste Wahrnehmung und Bewertung zu Schmerz. Verstärkt sitzen Nozizeptoren in der großen Rückenfaszie, diese kann an einigen Stellen bis zu 13 mm dick sein im unteren Rücken und in der Nackenfaszie. Durch die Eigenschaft, sich zusammenzuziehen und im schlimmsten Fall zu versteifen, wenn die Spannung nicht abgebaut werden kann, entsteht Schmerz. Der untere Rücken und der Nackenbereich sind Körperregionen, in denen viele gestresste Menschen Schmerzen, Verspannungen und Druck wahrnehmen.

Die kontraktilen Muskelzellen – die Myofibroblasten (s. S. 124 ff.) – liegen eng mit den Schmerzrezeptoren zusammen. Myofibroblasten und Rezeptoren sind wesentlich stärker im Fasziengewebe als im Muskelgewebe vorhanden. Bei Stress erfolgt eine verstärkte Kontraktion der Myofibroblasten, dieser mechanische Reiz wird durch den Schmerzrezeptor aufgenommen, weitergeleitet und im Gehirn zum Schmerzempfinden verwandelt.

8. Spannung unwillkürlich aufbauen und Energie speichern

Wenn wir in Stress geraten, starken körperlichen und seelischen Belastungen ausgesetzt sind, kümmert sich unser Körper ausschließlich um unser Überleben. Er stellt sicher, dass wir all diese Situationen durchhalten. Wie es uns emotional dabei geht, spielt keine Rolle.

Im Ernstfall müssen wir uns sofort und schnell bewegen – angreifen oder fliehen. Dazu brauchen wir sehr viel Energie. Die bekommen wir unter anderem durch kontraktile Zellen, die Myofibroblasten. (s. S. 124 ff.)

Das sind bewegliche Zellen, die die Eigenschaft haben, unwillkürlich zu kontrahieren, sich zusammenzuziehen. Sie benötigen dazu relativ wenig Energie, können aber viel Kraft speichern und dadurch im Körper einen erhöhten Spannungszustand erzeugen.

Wenn bei Stress der Sympathikus den Körper auf das Kampf-Flucht-Verhalten vorbereitet, schüttet er u.a Stresshormone aus, die dazu beitragen, dass sich diese kontraktilen Muskelzellen stark vermehren, unwillkürlich zusammenziehen und uns in den Spannungszustand versetzen, der für eine Gefahrensituation überlebensnotwendig ist. Gleichzeitig wird die gespeicherte Energie aus Muskeln und der Leber in Form von Glucose zu Verfügung gestellt

Diese Energien werden gespeichert und stehen uns sofort zur Verfügung. Das Blut fließt in die Beine, wir könnten uns von einer auf die andere Sekunde bewegen und sie nutzen – wenn es nicht Dinge gäbe, die uns daran hindern: Die Waschmaschine ist durch, die Kinder verlangen ihr Abendessen, der Chef kommt mit einem Sonderprojekt um die Ecke … Im heutigen Alltagsleben gibt es (anders als in der Frühzeit der Evolution, als wir diese Struktur entwickelt haben) vielfältige Gründe, die uns davon abhalten, die aufgebaute und freigesetzte Energie wieder abzubauen. In der Regel können wir heute im beruflichen oder privaten Alltag die Stressenergie nicht sofort für Bewegung nutzen. Wir bleiben oft bewegungslos in der Situation stecken, die Anspannung bleibt.

Vermutlich kennen Sie das Gefühl, unter Strom zu stehen. Der ganze Körper ist aufgeladen, er läuft auf Hochtouren. Das kann psychisch als sehr anstrengend erlebt werden, wenn es über einen langen Zeitraum dabei bleibt. Wohin mit der Energie und der Spannung, wenn wir nicht angreifen oder weglaufen und damit die Spannung abbauen können? Oder wenn es Tag für Tag stressig ist? Wohin mit den Gefühlen, die dabei entstehen? Sie bleiben einfach im Körper gespeichert. Die Faszien bleiben angespannt. Passiert das immer wieder, bleiben die Faszien dauerhaft angespannt, werden unbeweglich. Eine myofasziale Versteifung kann längerfristig die Folge sein, und die Beweglichkeit ist eingeschränkt. (s. Kap. 7, S. 179 ff.)

Faszien und Muskeln – die Myofaszie

Menschen bestehen aus über 400 verschiedenen Muskeln. Alle Muskeln sind von Fasziengewebe durchdrungen und umhüllt. Diese Einheit aus Muskel und Faszie wird als »Myofaszie« beschrieben. Sie »*... beschreibt die untrennbar miteinander verknüpfte Einheit aus Muskelgewebe (myo-) und dem es umgebenden bindegewebigen Netzwerk (Faszie).*« (Myers (2010), S. 5)

Um unser alltägliches Leben zu gestalten, müssen wir uns bewegen. Für die Bewegung sind neben dem Fasziengewebe und den Knochen die Muskeln verantwortlich. (Ein erwachsener Mensch hat etwa 206 Knochen. Die Zahl schwankt, da manche Menschen ein zusätzliches Rippenpaar oder mehr Knochen in Händen und Füßen haben.) Knochen, Muskeln und Faszien, sie alle tragen uns zusammen und miteinander durch das Leben. Muskeln sind darüber hinaus für die Stabilisierung und für die Körpertemperatur mitverantwortlich.

Der Muskelaufbau lässt sich in drei Schichten beschreiben (von außen nach innen):

1. **Epimysium:** dient als Verschiebeschicht zwischen der Faszie und den Muskelfaserbündeln. Es ist von der Faszie nicht klar getrennt, sondern geht in die Faszie über.
2. **Perimysium:** Hier verlaufen Blut- und Lymphgefäße sowie Nerven, die den Muskel versorgen. Unterhalb der Faszien vereinigt sich das Perimysium mit dem Epimysium.
3. **Endomysium:** ist vor allem für die Reißfestigkeit des Muskels verantwortlich.

Jeder Skelettmuskel besteht aus vielen parallel angeordneten Muskelfasern. Zwischen den Muskelfasern befinden sich kleinste Blutgefäße, Nervenfasern und Bindegewebe. Dieses Fasziengewebe – **Endomysium**– fasst die einzelnen Muskelfasern zu Bündeln zusammen. Ein **Muskelfaserbündel** setzt sich aus etwa 10 bis 20 parallel angeordneten Muskelfasern zusammen. Die nebeneinanderliegenden Muskelfaserbündel werden ebenfalls durch Bindegewebe, dem sogenannten **Peri-**

mysium, voneinander getrennt. Rund 10 bis 40 Muskelfaserbündel zusammen formen einen Skelettmuskel, der von einer weiteren Faszien-Hülle, dem **Epimysium**, bedeckt wird. Das Epimysium wiederum ist von einer sehnenartigen Muskelhaut aus straffem Fasziengewebe umhüllt. An den Enden des Muskels vereinigt sich die Faszie mit der Muskelsehne.

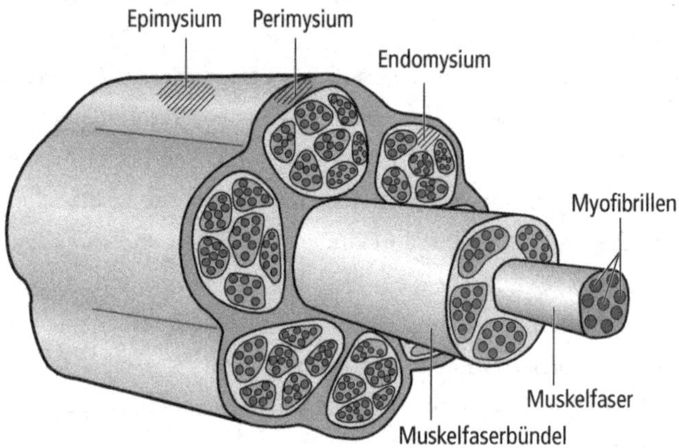

Einfache Darstellung: Querschnitt eines Muskels

Beide Strukturen, Faszien- und Muskelschichten, werden in ihren Funktionalitäten getrennt betrachtet; rein anatomisch gibt es keine Trennung, wir sprechen auch von der Myofaszie.

Bei körperlichen Symptomen wie Rückenschmerzen, Verhärtungen, Verspannungen, und Bewegungseinschränkungen spüren Menschen sich nicht in diesen unterschiedlichen Strukturen. Sie fühlen, dass sie ihren Oberarm leicht bewegen können und genügend Kraft haben oder dass ihre Oberarmbewegung eingeschränkt ist, vielleicht sogar weh tut und sie weniger Kraft haben.

Die äußerste Schicht des Biceps Muskels des Oberarms ist mit der Oberflächlichen Faszienschicht umhüllt, die Fascia superficialis trifft auf das Epimysium des Biceps Muskels. (vgl. Paoletti (2011), S. 29) Wenn durch Stress die Faszienschichten und Myofaszienschichten in ihren Aufgaben eingeschränkt werden, die EZM dickflüssiger und zäher wird, nimmt vor allem die Gleitfähigkeit innerhalb des Gewebes und zwischen den beiden Schichten ab. Das könnte eine Ursache dafür sein, dass die Oberarmbewegung eingeschränkt ist und schmerzt.

Das Wissen über die getrennte Betrachtung hilft, besser zu verstehen, wie genau myofasziale Rückenschmerzen und Steifheit entstehen. Das neurogene Zittern mobilisiert das gesamte Fasziengewebe, dringt bis in die tiefsten Schichten des Endomysiums vor und bewirkt dort eine wohltuende und heilsame Spannungslösung. Eine so tief liegende Muskelschicht, die der Einschätzung von Physiotherapeuten nach selten bis gar nicht durch manuelle Therapie oder andere von außen angewandte physiotherapeutische Methoden zu lockern und zu mobilisieren ist, kann so heilsam selbst behandelt werden.

Die myofaszialen Leitbahnen

Zur Erinnerung: Die Faszie ist ein verbindendes Gewebe. In unserem Körper ist es in einem dreidimensionalen Netzwerk angelegt. Dort bilden sie Hüllen um die Muskulatur, die Gefäße, Nerven und sämtliche Organe des Körpers.

Anatomische Untersuchungen der Faszien zeigen, dass sie sich ohne Unterbrechung von Kopf bis Fuß aneinanderreihen, sie schließen harmonisch aneinander an. Es gibt äußere und innere Faszien-Ketten, sie sind nur an bestimmten Punkten am Knochen befestigt, um den Zusammenhalt zu verbessern und die Wirksamkeit zu steigern. Je nach Ausrichtung der Faszienfasern können die Faszienketten aufrecht oder schräg verlaufen (vgl. Paoletti 2011, S. 141). Faszien sind Verknüpfungsstellen zwischen Muskeln und Bändern (Ligamenten).

Die myofaszialen Leitbahnen nach Thomas W. Myers

Muskeln bilden mit den Faszien ein funktionelles Netzwerk, das den ganzen Körper umspannt, die sogenannten myofaszialen Leitbahnen (Muskel- und Bindegewebsketten). Ihr Zusammenwirken wird als myofasziales Netzwerk bezeichnet. Sie dienen für ein besseres Verständnis der menschlichen Bewegungen, die weit voneinander entfernte Muskeln über Muskelschlingen und Bindegewebe miteinander verbinden. Sie ermöglichen koordinierte und geschmeidige Bewegungen und werden überwiegend von den oberflächlichen Muskeln gebildet.

Der amerikanische Rolfer (= Personen, die eine Ausbildung im »Rolfing« haben, einer Methode der manuellen Körperarbeit) und Physiotherapeut Thomas Myers hat in seinem Grundlagenwerk »Anatomy Trains« (ein Denkmodell, wie die Fasziensysteme im Körper verlaufen und aufgebaut sind) elf myofasziale Zuglinien oder Leitbahnen beschrieben und erklärt sehr anschaulich das komplexe Zusammenspiel.

Sie verlaufen der Länge nach und haben sowohl für die Haltung als auch für die Bewegung eine Funktion. Die faszialen Leitbahnen stellen sowohl eine linienartige Verbindung von A nach B dar als auch eine räumliche Verbindung. Die tiefe Frontallinie ist die einzige, die einen dreidimensionalen Raum einnimmt. Aufgrund ihrer überwiegend tonischen, langanhaltenden Muskelfasern stellt sie eine Zuglinie dar, während die anderen Linien als Zugspannungslinien verstanden werden.

Seine Arbeitshypothese ist, dass unterschiedlichste Kräfte wie Druck, Spannung, Stabilität, Fixierung, Elastizität und darüber auch Schmerzerleben entlang bestimmter Linien im Körper weitergeleitet werden. (www.myofascial.de)

Ein Ziel Myers ist es, mit dem Schema der myofaszialen Leitbahnen *»… größere Muster der strukturellen Beziehung im Patienten zu verstehen, so dass die Ihnen zu Verfügung stehenden Methoden anwenden können, um das Muster aufzulösen.«* (vgl. Myers (2010), S. 3)

Ich verzichte auf die bildliche Darstellung und ausführlichen Erklärungen der einzelnen Leitbahnen. Inzwischen sind in vielen Büchern über Faszien oder im Internet die myofaszialen Leitbahnen abgebildet und sehr gut erläutert. Für die FSR-Arbeit ist wichtig, dass es sie gibt und ihre Aufgaben und Funktionen zu kennen.

Die klassische Anatomie erklärte die Arbeitsweise unseres Bewegungsapparates lange Zeit nur unter dem Aspekt des Zusammenspiels von Muskulatur und knöchernem Skelett. Entgegen früheren Vorstellungen sind Muskeln keine isolierten Krafteinheiten, sondern über das Fasziennetzwerk miteinander verbunden und damit auch bei der Kraftübertragung verflochten. Aus Sicht der Faszien-Forschung ist das Konzept des eigenständigen Muskels überholt (s. S. 134). Die Biomechanik betrachtet den Körper als Tensegrity Struktur (ein aus den englischen Wörtern tension, »Spannung«, und integrity, »Einheit« oder »Zusammenhalt«, zusammengesetzter Begriff, ein Kunstwort, welches in der Physik, der Architektur genauso wie in der Medizin genutzt wird), bei der die festen Knochen zusammen mit den über den gesamten Körper laufenden Muskel- und Faszienzügen ein dynamisches Spannungsnetzwerk bilden. Dabei ist alles fein aufeinander abgestimmt: Bewegen wir einen Muskel, reagiert das gesamte Netzwerk, und die Spannung wird über myofasziale Leitbahnen an andere Körperstellen weitergegeben.

Die Grundidee dieses Modells ist, dass die Beeinflussung einer Komponente immer Auswirkungen auf benachbarte Strukturen hat. Auf diese Weise könnten etwa Spannungsveränderungen des Gewebes nicht nur lokale Auswirkungen haben, sondern sich auch auf weit entfernte Bereiche erstrecken.

Der Körper reagiert so als Ganzes ökonomischer, »leichter«, auch entgegen dem klassischen »Kompressionsmodell«, wo ein Knochen auf dem anderen lastet. Mit dem Tensegrity-Modell werden Körperbewegungen unter Berücksichtigung von Zug und druckresistenten Elementen beschrieben. Der Körper spannt sich quasi von innen auf.

Wissenschaftliche Nachweise für die Existenz und die Funktion dieser Leitbahnen waren bislang rar. Tom Myers weist darauf hin, dass die Hypothese von der Kraftübertragung entlang der anatomischen Leitbahnen zwar von einigen Arbeiten unterstützt wird, aber noch nicht belegt ist

Ungeachtet von heutigen wissenschaftlichen Erkenntnissen wird im Yoga beim Üben der Asanas oder in der Traditionellen Chinesischen Medizin, TCM, z. B. bei der Akupunktur nach diesen Prinzipien schon sehr lange gehandelt, weil das Denken in verbindenden Körperlinien in diesen Traditionen sich als heilsam und nützlich in der praktischen Anwendung erwiesen hat und als Heilkunst anerkannt ist.

Ich schließe mich der Haltung von Paoletti und Myers an, dass die bisher vorhandenen Ergebnisse nicht zu generalisieren sind, aber eine nützliche Arbeitsgrundlage für eine neue Methode mit dem Ziel der Leidlinderung und Heilung ist.

Stress und andere beschriebene Ursachen beeinflussen den Zustand der Fasern im Bindegewebe immer wieder und spielen bei einer Vielzahl von Erkrankungen eine entscheidende Rolle. Besonders interessant ist das Modell der myofaszialen Leitbahnen für die Ursachenforschung und die Therapie von Schmerzen und Beschwerden am Bewegungsapparat. So könnte man damit erklären, warum der Schmerz nicht immer dort entsteht, wo es gerade wehtut.

Da die myofaszialen Leitbahnen wesentlich für die Weiterleitung von Druck und Spannung, aber auch für Stabilität und Elastizität wichtig sind, kann unter Umständen eine Verspannung an der Fußsohle Schmerzen im unteren Rücken verursachen, oder eine Kniefehlstellung eine Nackenverspannung, vgl. Schleip (2014), S. 98.

Bei Menschen mit chronischen lumbalen, unspezifischen Rückenschmerzen sind sehr häufig die rückseitigen Oberschenkelmuskeln steif, verhärtet und schlecht beweglich. Das Dehnen und die Erhöhung der Beweglichkeit dieser Muskelgruppen, die über die oberflächliche Rückenlinie mit der Lendenwirbelfaszie beziehungsweise dem Rückenstrecker-Muskel in Verbindung stehen, könnte daher geeignet sein, potenziell pathologisch veränderte mechanische Eigenschaften der Gewebe im Lumbalbereich zu normalisieren. Die funktionelle Rückenlinie könnte eine Rolle bei Schmerzsymptomatiken der Schulter spielen, vgl. dazu Dissertation Wilke (2016).

Wenn Fasern zu dicht sind oder die Grundsubstanz zu fest und unbeweglich wird, sind diese Zellen weniger gründlich mit Nährstoffen und Wasser versorgt. Ein starkes Anliegen der Faszien-Stress-Release-Arbeit ist es, diese Einschränkungen aufzulösen und die Fasern wieder mehr zu öffnen. Damit wird eine bessere Nährstoffversorgung möglich und die Abbauprodukte aus den Zellen können gut und gründlich entsorgt werden.

Bei der Faszien-Stress-Release-Arbeit wird Bindegewebe aktiv angeregt, in Bewegung zu kommen. Das geschieht gezielt durch die Vorübungen, die der Wirkungshypothese folgen, dass über die gezielte Mobilisation entlang der myofaszialen Leitbahnen die dort überschüssige, gespeicherte Stressenergie gezielt mobilisiert und besser gelöst wird.

Durch das anschließende wohltuende neurogene Zittern kommt der Körper passiv in Bewegung und kann danach seinen Aufgaben besser nachgehen. Der freie Zu- und Abstrom chemischer Produkte erlaubt es der Zelle wieder, ihre Funktionen der Kontraktion, Sekretion und Impulsweiterleitung zu übernehmen. Das Bindegewebe bleibt nicht im Überlebensmodus stecken, sondern gerät wieder in den aktiven bewegten Lebensmodus. Das spüren wir auf der körperlichen und auf der seelischen Ebene.

Was haben Faszien mit der Entstehung von Schmerz zu tun?

Wir erleben Schmerzen, das gehört zum Leben dazu. Erinnern Sie sich an Ihre Kindheit. Sie erlernten das Fahrradfahren mit Hilfe von Stützrädern, und dann kam die erste Fahrt ohne Stützräder, voller Vorfreude geht es los – und Sie sind gestürzt und aufs Knie gefallen. Das hat wehgetan, egal der Ehrgeiz war da, wieder aufsteigen, nochmal und nochmal, der Schmerz im Knie fast vergessen. Sie verbrannten sich die Hände auf der heißen Herdplatte, Sie wollten sich nur abstützen, das haben Sie vermutlich nur einmal gemacht. Oder Sie haben sich beim ersten Mal Zwiebelschneiden mit dem scharfen Messer in den Finger geschnitten, den ersten Nagel mit dem Hammer des Vaters in die Wand geschlagen; aua, bei Papa sah das immer so einfach aus …

Das sind punktuelle Schmerzerfahrungen, die meist bald wieder verschwanden. Einige waren sogar nützlich, weil wir daraus »Überlebensnotwendiges« gelernt haben.

Unser Körper wird krank. Kinderkrankheiten, Zahnschmerzen oder durch bösartige Krankheiten ausgelöste Tumorschmerzen geschehen, ohne dass wir es wollen. Eine heftige Grippe hat uns erwischt, die neben Fieber auch noch Kopf- und Gliederschmerzen mit sich bringt. Alles tut weh.

Der erste Liebeskummer löst in uns eine unendliche Traurigkeit und Verzweiflung aus, der seelische Schmerz ist schlimm, manchmal tut es auch körperlich richtig weh.

Schmerzen kommen und gehen

Die Ursachen für Schmerzen sind vielfältig, das Schmerzerleben ist absolut subjektiv. Die Körpererfahrung Schmerz fällt in der Regel in die Kategorie »unangenehme« Körperempfindung oder Unlustempfindungen. Unser Verhalten ist darauf ausgerichtet, diese aufzulösen oder wegzuschieben. Der spontane, fast reflexartige Handlungsimpuls ist: Wie werde ich die Schmerzen schnellstmöglich los? Was kann, was muss ich tun oder lassen, damit die Schmerzen vergehen? Bei länger anhaltenden Körperschmerzen ist der Griff zur Schmerztablette eine der häufigsten Verhaltensweisen.

Bei seelischen Schmerzen, bei zu viel unangenehmen Gefühlen wird (ganz heimlich) auch schon mal mehr als nur ein Glas Wein oder eine Flasche Bier zum Abendessen getrunken, um den Schmerz etwas erträglicher werden zu lassen.

Im Lauf unseres Lebens erleiden wir immer wieder Schmerzen und lernen, dass sie sich unterschiedlich anfühlen. Manche kommen schnell und plötzlich, sind heftig, ebben rasch wieder ab, andere kommen schleichend und verweilen länger, werden stärker, kommen episodisch, zu verschiedenen Uhrzeiten, bei verschiedenen Bewegungen. Sogar Nahrungsmittel wie z. B. Chili können Schmerzen verursachen.

»Schmerz ist eine unangenehme Sinnes- und Gefühlsempfindung, die mit einer echten oder möglichen Gewebeschädigung einhergeht oder als solche beschrieben wird. … Schmerz ist immer subjektiv.« (Merskey Bogduck 1994, in Tesarz (2018), S. 13) Dies ist die international geltende Definition von Schmerz. Einer der alltäglichsten und am häufigsten auftretende Schmerz ist der unspezifische Rückenschmerz oder der akute nichtspezifische lumbale Rückenschmerz mit dem Risiko zu einer Chronifizierung.

Die Schmerzfühler sitzen im Fasziengewebe und das Schmerzgefühl entsteht im Gehirn

Unsere Schmerzfühler, die Nozizeptoren sind freie Nervenendigungen, die vor allem im schmerzempfindlichen Gewebe des Körpers, in den Faszien, vorkommen. Bei einer Verletzung oder einer Schädigung des Körpers werden diese Rezeptoren erregt. Sie leiten die Signal-Reize über afferente Schmerzfasern vom Körper zum Gehirn, an das zentrale Nervensystem (ZNS) weiter, wo die Erregung im Kortex, in der Großhirnrinde, verarbeitet wird. Dafür haben sie im Bild des Straßenverkehrssystems freie Fahrt auf den Mautstraßen, die ausschließlich für Schmerzautos gebaut wurden. Erst wenn diese Information bei vollem Bewusstsein wahrgenommen und gefühlsmäßig, subjektiv interpretiert wird, sprechen wir von einem Schmerzerlebnis – oder Schmerzgefühl.

Bei bewusstlosen Patienten kann durch das feste Kneifen in die Haut die Aktivität der Nozizeptoren angeregt und gemessen werden. Die messbaren und ableitbaren elektrischen Impulse im Nervensystem werden als Nozizeption bezeichnet. Bei einem bewusstlosen Patienten findet die Nozizeption statt, aber es entsteht kein Schmerzempfinden. Das Schmerzerleben und -empfinden findet nur bei vollem Bewusstsein im Gehirn statt.

> Nozizeption ist keine bewusste Wahrnehmung, sondern eine Aktivität in den Nerven- und Gewebszellen; sie kann jedoch, wenn sie in das Bewusstsein vordringt, Schmerzen verursachen. (vgl. Tesarz 2018)

Diese Differenzierung ist wichtig, weil sie erklärt, warum und wie verhaltenstherapeutische Ansätze und achtsamkeitsbasierte Körperwahrnehmungsübungen in der Schmerztherapie helfen können. In der Regel erleben wir »Schmerz« als ein Phänomen. Rückenschmerzpatienten lernen, zwischen beiden Phänomenen, dem Ort des Geschehens und der subjektiven Bewertung des Erlebens, zu differenzieren. Dadurch haben sie auf ihre subjektive Gefühlsinterpretation heilsamen Einfluss. Sie können durch das Üben ihre Haltung und die Einstellung zum Schmerzerleben verändern.

Im Bild des Straßenverkehrssystems kann der Verkehr durch willentliche Aufmerksamkeitslenkung geregelt werden. Überlässt man die Regelung der unwillkürlichen Aufmerksamkeit, haben immer die Fahrzeuge Vorfahrt auf dem Weg zum Gehirn, die sich Aufmerksamkeit und Platz verschaffen. Das sind laute große, auffällige Fahrzeuge (Schmerzen). Es fährt sich dort am leichtesten, wo freie Fahrt möglich ist (auf den Mautstraßen), und am Ende kommen diese Autos am schnellsten im Gehirn an. Durch bewusste Aufmerksamkeitslenkung schaffe ich auf meinen Straßen Platz und räume auf, so dass die unterschiedlichsten Fahrzeuge immer mehr verschiedene Wege nutzen. Damit verlieren die Mautstraßen an Bedeutung und werden seltener befahren.

Auf diese Art und Weise stärken Sie die eigene Selbstwirksamkeit. In der allgemeinen Schmerzforschung ist dieses Prinzip als eines der wirksamsten Mittel im eigenen Umgang mit langanhaltenden und chronischen Schmerzen erforscht, es ist empirisch belegt und anerkannt.

Nozizeption ist ohne Schmerz, organischer Schmerz aber niemals ohne Nozizeption möglich.

Afferente Neuronen:

Nervenzellen, die Informationen von Sinnesorganen, wie z. B der Haut erhalten und diese Informationen an das zentrale Nervensystem weiterleiten.

Efferente Neuronen:

Nervenzellen, die die Impulse vom zentralen Nervensystem (ZNS) an die Gliedmaßen und Organe senden.

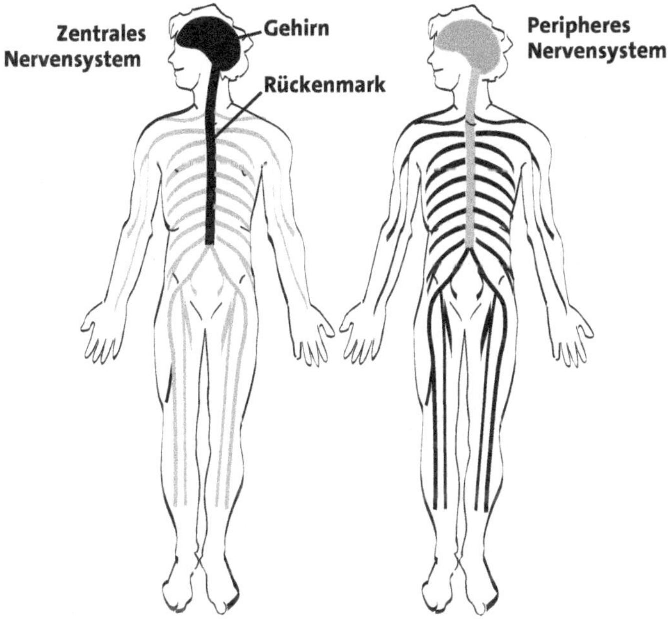

Afferente Neuronen übermitteln die sensorischen Reize an das Gehirn (wie das Hitzeempfinden, verursacht durch das Anfassen der heißen Herdplatte), die efferenten Neuronen übermitteln die motorischen Reize an die Muskeln (Entfernen der Hand von der heißen Herdplatte). Afferent = empfangen, efferent = agieren.

Es gibt den Oberflächen- und Tiefenschmerz, das sind Knochen- und Muskelschmerzen und den Organ- (viszeralen) Schmerz. Nieren- oder Gallenkoliken sind typische Beispiele für Organschmerzen. Verschiedene Fasertypen der Nozizeptoren nehmen im Körper unterschiedliche Schmerzen wahr. Sie werden als verschiedene Schmerzsensationen bezeichnet. Hitze oder Druck sind einfache Beispiele für solche Schmerzsensationen. Davon wird eine Sorte Schmerz sehr viel schneller an das zentrale Nervensystem rückgemeldet als die andere, die eine sehr viel langsamere Leitungseigenschaft hat.

Zunächst wird der frühe helle Schmerz, dann der späte stumpfe Schmerz wahrgenommen und zuletzt der tief empfundene Schmerz, der sich aus dem stumpfen heraus entwickelt.

Es gibt Nozizeptoren, die alles wahrnehmen und andere, die nur spezielle Informationen registrieren. Das sind:

- Mechanische Reize (wahrgenommen durch die Mechanonozizeptoren)
    - Druck, Enge, Spannung usw.
- Chemische Reize:
    - Pfeffer, scharfe Paprika oder Chili enthalten Capsaicin. Wenn wir davon essen und es als scharf empfinden, dann deswegen, weil gewisse Nozizeptoren capsaicinsensibel sind. Unser Schärfeempfinden ist kein Geschmackssinn, sondern auf die Schmerzrezeptoren zurückzuführen. Sie kennen das, neben dem Brennen im Mund wird Ihnen unglaublich warm.
    - Wenn der pH-Wert u. a. durch Stress in der Gewebeflüssigkeit sinkt, wird das Gewebe sauer, das Milieu verändert sich, und das tut weh!
    - Enzyme und Botenstoffe.
- Thermische Reize:
    - Alles was wärmer ist als 42°, wird als Wärmeschmerz empfunden. Denken Sie daran, wie Ihr Körper wehgetan hat, als Sie sehr hohes Fieber hatten.

- Stumme Nozizeptoren:
    - Im gesunden Zustand sind die Nervenendungen nicht aktiv, sie sind quasi stumm. Sie sind nur dann aktiv, beginnen zu reagieren und werden sensibel, wenn im Körper eine Entzündung entsteht. Die Reizschwelle sinkt. Wir sind empfindlicher, wenn wir einen fiebrigen, grippalen Infekt haben, (thermischer Reiz: Fieber). Bei einer Entzündung tun meist auch die Haut, die Muskeln oder Knochen ›irgendwie‹ weh; Kopf- und Gliederschmerzen heißt es dann in der Regel beim Hausarzt. Wenn wir allergisch reagieren, wird Histamin gebildet, das als Reiz wirkt und als Schmerz wahrgenommen wird. Viele Allergiker kennen das, sie sind ›übersensibel‹ was ihr Schmerzempfinden angeht.
    - Weitere Neurotransmitter wie Serotonin, Prostaglandin oder Bradykinin, aber auch Kalium- und Wasserstoff-Ionen, reduzieren ebenfalls dic Reizschwelle nach Entzündungsprozessen im Körper und machen uns schmerzsensibler.

Akuter und chronischer Schmerz

Allgemein unterscheidet man zwischen dem akuten und dem chronischen Schmerz.

Ein akuter Schmerz tritt plötzlich auf und klingt nach dem akuten Ereignis wieder ab. Hier hat das Symptom Schmerz eine Signalwirkung für eine Verletzung oder Erkrankung.

Ein chronischer Schmerz fungiert hingegen nicht als Warnsymptom für eine akute Störung. Er hat keine erkennbare Ursache und hält länger an als der zu erwartende Heilungsprozess einer Verletzung oder Krankheit. Schließlich ist der chronische Schmerz selbst das belastende Symptom und stellt ein eigenes Krankheitsbild dar.

Eine weitere Unterscheidung bei Schmerz ist die Einteilung in den spezifischen und unspezifischen Schmerz. Diese Unterteilung wird uns beim Thema (spezifischer und unspezifischer) Rückenschmerz wieder begegnen.

Aus allen umliegenden Körperregionen werden Schmerz-Informationen gebündelt und zum Rückenmark weitergeleitet. Dort werden sie miteinander verschaltet und einer zentralen Schmerzleitung folgend, an die verschiedenen Gehirnbereiche zur Verarbeitung geschickt. Diese Leitungen sind »exklusiv« und ausschließlich für Schmerz zuständig. Das ist ein völlig unabhängiges Leitungssystem von anderen Sinneskanälen. Das Wärmeempfinden oder der Tastsinn haben ihre eigenen Leitungskanäle, um ihre Reize an das ZNS zu schicken. Im Gehirn angekommen, werden die Schmerzen je nach ihren Qualitäten an verschiedene Schmerzzentren verteilt und weiterverarbeitet.

Um im Bild des Straßenverkehrssystems zu bleiben: Die exklusiven Leitbahnen sind die gut ausgebauten Mautstraßen, die nur von den Schmerzautos befahren werden dürfen. Das reflexartige Verhalten auf Schmerz hat hier seinen Ursprung. Sie verbrennen sich die Finger an der zu heißen Bratpfanne und ziehen reflexartig die Hand zurück. Das ist noch kein Schmerz. Dazu müssen die Reize im Gehirn erst als Schmerz interpretiert und bewusst gemacht werden.

Das passiert in einem anderen Hirnbereich, dem Limbischen System. Dort findet die subjektive individuelle Schmerzbewertung auf Gefühlsebene statt. Sie sind ärgerlich oder wütend über den Schmerz. Oder Sie fühlen Angst und machen sich Sorgen. Das Limbische System ist auch der Ort, der bestimmt, wie viel Aufmerksamkeit wir dieser Empfindung geben. Interessanterweise scheint dies der Bereich zu sein, der auch auf seelischen Schmerz, etwa auf Zurückweisung, reagiert.

> Das individuelle Schmerzempfinden ist immer subjektiv. Die Schmerzintensität ist maßgeblich mit der inneren Haltung und Bewertung verknüpft.

Sportler kennen das sehr gut. Endorphin gesteuerte Glücksgefühle nach einem sportlichen Triumph lassen blutig gelaufene Füße nach einem 42 Kilometer langen Marathonlauf oder die blauen Flecken oder Stauchungen nach einem engagiert gewonnenen Fußballspiel oder einem in Bestzeit absolvierten Triathlon weniger schmerzhaft erscheinen.

Bin ich emotional unausgeglichen und unzufrieden, warum auch immer, kann eine kleine Ungeschicklichkeit, die dazu führt, dass ich mich beim Zwiebelschneiden in den Finger schneide, als extrem schmerzhaft erlebt werden. Mein ganzes Unglück spiegelt sich in dem kleinen Schnitt mit dem Zwiebelmesser. Endlich kann ich mich meinem Unglück schluchzend zuwenden.

Je nach Situation und emotionaler Befindlichkeit muss also selbst eine ursprünglich hohe Frequenz von Signalen der Nozizeptoren nicht zu einer entsprechend starken Schmerzwahrnehmung führen, es kann sie aber auch verstärken. Schmerz ist weder ein rein körperliches noch ein rein gefühlsmäßiges Erleben:

»Schmerz ist stets ein Zustand, welcher sowohl auf Körper als auch Psyche gleichzeitig referiert. Ein Schmerz ohne Körper ist genauso wenig denkbar wie ein Schmerz ohne Psyche.« (Tesarz (2018), S. 12 f.)

Wozu ist (akuter) Schmerz gut?

Schmerzempfinden ist eine überlebenswichtige Eigenschaft. Es ist unser Warnsystem und hilft uns, unseren Körper vor Krankheit und Tod zu schützen. Wenn wir eine akute Schmerzerfahrung erleben, handeln wir üblicherweise fürsorglich mit uns. Wenn ich gestolpert und auf mein Knie gefallen bin, dieses anschwillt und weh tut, dann schone ich das Knie und beginne es wieder zu belasten, wenn der Schmerz nachlässt. Ich lerne durch Schmerzerfahrung; vieles schon im Kindesalter.

Was lerne ich durch unspezifischen (chronischen) Rückenschmerz? Vielleicht, dass mein Leben zu stressig ist, und dass neben allen nützlichen Maßnahmen, die meine Rückenschmerzen reduzieren, vielleicht der Zeitpunkt gekommen ist, in meinem Leben inne zu halten und beginnen mir die Fragen zu stellen: Was ist gerade los in meinem Leben? Was stresst mich in meinem Leben? Und wie kann ich den Stress reduzieren? Wie gut und gesund balanciere ich mein Leben?

7. Rückenschmerzen – Ursachen und allgemeine Behandlungsmöglichkeiten

Das Volksleiden Nr. 1 ist der unspezifische Rückenschmerz.

- Sie haben Rückenschmerzen, und Sie haben über längere Zeit Stress?
- Sie haben zu viel gemacht – zu viel Sport, zu viel Krafttraining,
- Sie haben zu viel ungeklärten Streit, zu viel Angst, zu viel schlechten Schlaf, zu viel Arbeit,
- Sie konsumieren zu viel ungesundes Fastfood, zu viel Alkohol usw.
- Sie haben zu wenig gemacht – zu wenig Bewegung, zu wenig Freude und Zufriedenheit in der Arbeit erlebt, zu wenig Entspannung, zu wenig getrunken, zu viel einseitig vor digitalen Geräten gebückt gesessen, gelesen und gearbeitet usw.

Fazit: Sie sind dauerverspannt; der Rücken tut weh, manchmal sogar der ganze Körper, und Sie sind erschöpft, müde, gereizt und lustlos. Sie haben wenig Antrieb? Sie schlafen schlecht und dazu nicht mal erholsam? Kennen Sie diesen Zustand? Sie sind damit nicht allein!

Dann gehören Sie zu den vielen Millionen deutscher Bundesbürger, die aufgrund von langanhaltendem Stress unspezifische Rückenschmerzen bekommen.

> Langanhaltender negativer Stress verursacht unspezifische Rückenschmerzen!

Etwa 80 % der Menschen erleben im Lauf ihres Lebens Rückenschmerzen, davon haben fast 90 % unspezifische Ursachen. Erste Studien belegen, dass der unspezifische Rückenschmerz im Wesentlichen einen psychosomatischen Ursprung hat.

Spezifischer und unspezifischer (akuter und chronischer) Rückenschmerz

Wenn der Rückenschmerz körperliche Ursachen hat, sprechen wir von spezifischen Rückenschmerzen. Das betrifft etwa 10–20 % aller Fälle. Die Rückenschmerzen können ihre Ursache in Erkrankungen der Wirbelsäule (z. B. Morbus Bechterew) oder inneren Leiden (z. B. Nierenbeckenentzündungen) haben. Osteoporose, Entzündungen oder Tumore äußern sich ebenso in Kreuzschmerzen. Und schließlich können auch Unfälle Rückenschmerzen verursachen. Hier steht die Behandlung der Grunderkrankung im Vordergrund.

Der unspezifische Rückenschmerz ist vielfältig in seiner Entstehung und lässt sich nicht klar und deutlich auf eine konkrete Ursache zurückführen – deswegen unspezifisch. Wenn die Ursachendiagnostik abgeschlossen ist und sich keine messbaren medizinischen Krankheiten oder andere Gesundheitsstörungen als Ursache finden lassen, ist Stress in Verbindung mit alltäglichen Arbeits-, Bewegungs- und Lebensgewohnheiten wahrscheinlich die Ursache Nummer 1. Darüber hinaus werden neurophysiologische Prozesse im Körper ausgelöst, die wiederum mit Rückenschmerzerleben zusammenhängen.

Eine weitere beschreibende Einteilung des Rückenschmerzes ist möglich über die Schmerzverläufe und die Einteilung in eine zeitliche Dimension. Ein typischer Rückenschmerz-Verlauf; die Schmerzen treten in regelmäßigen Phasen immer wieder auf und haben eine ansteigende und absteigende Tendenz. Das Auflösen des Schmerzes bezeichnet das Ende der Phase, bis zur nächsten und wieder der nächsten. Dieser Verlauf wird als ein rezidivierender, chronischer und remittierender Verlauf von lumbalem Rückenschmerz bezeichnet.

Die zeitliche Dimension unterscheidet bei Rückenschmerzen *akute oder chronische Verläufe:*

- Akute Rückenschmerzen: bis zu 12 Wochen Dauer;
- Chronischer wiederkehrend, subakuter Rückenschmerz: bis zu 6 Monaten;
- Chronischer Rückenschmerz: länger als 6 Monate.

Bei allen unspezifischen und/oder chronischen Rückenschmerzen ist das in Bewegung kommen und/oder in Bewegung bleiben der wichtigste und nachweislich erfolgreichste Therapieansatz. In bestimmten Fällen ist auch beim spezifischen Rückenschmerz die Bewegung ein zentrales Therapiemodul und wird vom behandelnden Arzt verordnet.

Zahlen – Daten – Fakten zu Rückenschmerzen

- Rückenschmerzen sind die am häufigsten auftretenden Schmerzen.
- Rückenschmerzen sind keine Krankheit. Sie sind eine Körperbeschwerde, ein Symptom mit unterschiedlichsten Ursachen. Die Hauptlokalisation ist der untere Lenden- und Kreuzbeinbereich und wird als lumbaler Rückenschmerz zusammengefasst.
- 80–90 % der lumbalen Rückenschmerzen sind unspezifisch. Es lässt sich kein Krankheitsgrund für den Rückenschmerz finden.
- Einer der stärksten Rückenschmerzepisoden-Auslöser ist eine (neue) depressive Verstimmung.
- Bis zu 70 % der Erwachsenen haben innerhalb eines Jahres in Deutschland mindestens eine Rückenschmerz-Episode. Etwa zwei Drittel werden immer wieder Rückenschmerzen erleben.
- Frauen geben in Deutschland häufiger Rückenschmerzen an als Männer.
- Bei jeder fünften Frau und bei jedem siebten Mann sind die Beschwerden entlang der Wirbelsäule chronisch.
- Besonders alarmierend: Knapp 70 % der 10- bis 16-Jährigen haben regelmäßig Rückenprobleme.
- Chronische Rückenschmerzen nehmen im Lauf des Alters linear zu.
- Über 18 Milliarden Euro kostet jährlich die direkte Behandlung von Rückenleiden.
- Für chronische Kreuz-/Rückenschmerzen werden die jährlichen indirekten Kosten auf 50 Milliarden Euro geschätzt. Besonders gravierende Summen verursachen Krankengeld, Arbeitsausfall und Frühberentung.
- Weltweit steht Rückenschmerz an erster Stelle der Krankheitslasten. Seit 1990 hat hier eine Steigerung um 61 % stattgefunden.

- 75–90 % aller akuten Rückenschmerzen heilen innerhalb weniger Wochen spontan aus. Egal, welche Therapie durchgeführt wurde.
- Wer bei akuten und chronischen Rückenschmerzen in Bewegung bleibt, erfährt eine schnellere und bessere Schmerzlinderung.
- Wer Rückenschmerzen hat, ist grundsätzlich von allen anderen Gesundheitsstörungen stärker betroffen.
- Wer Rückenschmerzen hat, ist deutlich stärker von psychischen Gesundheitsstörungen belastet.
- Höher gebildete Menschen wissen, dass Bewegung bei Rückenschmerz notwendig und bei akutem Rückenschmerz das nicht Schonen und aktiv bleiben wichtig sind.
- Bildungsferne Schichten favorisieren eher die Einnahme von Medikamenten und das Verwenden von Salben.

Quellen: Ärzteblatt: Koes BW, van Tulder MW, Thomcaas S: Diagnosis and treatment of low back pain. BMJ 2006; 332: 1430–4: Schiltenwolf & Hennigsen (2018); www.schmerzliga.de

Mögliche Ursachen des unspezifischen Rückenschmerzes

Chronische unspezifische Rückenschmerzen werden heute in einem sehr viel höheren Maß durch psychische und psychosoziale Faktoren als durch biomedizinische Faktoren ausgelöst. Psychosoziale Risikofaktoren lösen neurophysiologische und biologische Mechanismen aus, zum Beispiel über epigenetische Veränderungen und Funktionsveränderungen im neuronalen Netzwerk.

Kindheitstraumatisierungen, Bindungsinstabilität in der Kindheit, Depressivität, Angst, Somatisierung, negative Gesundheitsüberzeugungen und Erwartungen und psychosoziale Aspekte der Erwerbstätigkeit sind nachweislich ursächlich für chronischen Rückenschmerz verantwortlich. Das heißt aber nicht, dass alle Menschen, die das erlebt haben, automatisch Rückenschmerzpatienten werden.

Stress und andere psychische Faktoren als Ursachen für den unspezifischen Rückenschmerz haben rasant zugenommen. Verspannungen und Schmerzen aus seelischen Gründen, z. B durch Überforderung und zu hohen Leistungsansprüchen im Beruf sind die Folge. Bewegungsmangel, angeborene und erworbene Fehlhaltungen und Fehlstellungen, Übergewicht und schlechte Essgewohnheiten sind weitere Ursachen. Hinzu kommen genetische Prägungen, angeborene Wirbelleiden, die Folge von Unfällen und Verletzungen, altersbedingter Verschleiß und altersbezogener Funktionsverlust.

Die Ursachen des unspezifischen Rückenschmerzes sind multifaktoriell. Sie sind eine äußerst individuelle Kombination von körperlichen, seelischen und sozialen Faktoren und das Ineinanderwirken der daraus resultierenden verschiedenen Wechselverhältnisse.

Wenn Menschen mit akuten oder chronischen Rückenschmerzen zum Arzt gehen, in der Hoffnung, dass dieser klar und eindeutig herausfindet, warum sie (schon wieder) Rückenschmerzen haben, fragen sie meist direkt: Kommt er durch körperliche oder durch seelische Ursachen zustande? Wie kann ich die Schmerzen auflösen und/oder reduzieren? In der Regel zeigt die Praxis, dass das Entweder-oder-Denken bei der Diagnostik und der Behandlung von chronischem unspezifischem Rückenschmerz wenig nützlich ist.

Aktuelle Rückenschmerzstudien weisen nach, dass die subjektive Einschätzung der Schmerzstärke weniger mit der Grunderkrankung, dem Verletzungsmuster oder dem objektiven Befund zusammenhängt, als vielmehr mit psychosozialen Faktoren wie:

- der subjektiv erlebten Unterstützung
- der subjektiv erlebten Hilflosigkeit
- der subjektiv erlebten Kränkung
- der subjektiv erlebten Einflussmöglichkeiten
- der subjektiven Bewegungsangst
- der subjektiven Arbeitsplatzzufriedenheit
- dem subjektiven Sinn der Schmerzen, z. B. postoperativ oder nach intensivem Sport,
- dem unbewussten Krankheitsgewinn.

(vgl. Schiltenwolf & Hennigsen (2018), S. 4)

Mediziner unterscheiden zwischen der Behandlung eines akuten unspezifischen Rückenschmerzes und der Behandlung eines chronischen Rückenschmerzes. In beiden Fällen ist das in Bewegung kommen wichtig, wie genau das in Bewegung kommen bei einem akuten Rückenschmerz aussieht, entscheidet immer der Arzt und legt für jeden Patienten einen individuellen Behandlungsplan fest.

Das biopsychosoziale Modell des chronischen (Rücken)Schmerzes

Es ist interdisziplinär und überwindet die Trennung in körperliche und nichtkörperliche Diagnostik und Therapie. Verschiedene Auslöser und Verstärker gelten nebeneinander, und gerade bei chronischen unspezifischen Rückenschmerzpatienten rechtfertigt es eine notwendige biopsychosoziale und bewältigungsorientierte Therapie. (vgl. Schiltenwolf & Hennigsen 2018)

Zentrale Fragen im Umgang mit chronischen unspezifischen Rückenschmerzen sind:

- Wie lässt sich der Schmerz am besten bewältigen?
- Welche Bedeutung hat der Schmerz im Leben des Patienten?
- Wie viel Gesundheit schlummert verborgen im Schmerz und wieviel davon kann (wieder) entdeckt werden?

Immer deutlicher wird, dass neben der Biomechanik und den psychosozialen Mechanismen auch neurophysiologische Prozesse als Verursacher von chronischem Rückenschmerz zu berücksichtigen sind. (Schiltenwolf & Hennigsen (2018), S. 36) Der durch Stress ausgelöste Hormoncocktail, der den pH-Wert der EZM-im Fasziengewebe verändert und dadurch die Zellflüssigkeit zäher werden lässt und mit noch weiteren Faktoren zu einer verminderten Beweglichkeit führt, ist ein Beispiel dafür, mehr auf S. 184 ff.

Dauerstress ist eine der häufigsten Ursachen für unspezifische Rückenschmerzen!
Die Faszien-Stress-Release-Arbeit für einen gesunden Rücken reduziert Stress, baut überschüssige Energie ganz von allein ab, bringt das Fasziengewebe in Bewegung und aktiviert darüber die gesamte Faszienfunktionalität.

Der Zusammenhang zwischen Stress und Rückenschmerzen

23 Uhr: Endlich schalten Sie auf Drängen Ihrer Partnerin den Laptop und Ihr Smartphone aus. An Einschlafen ist aber nicht zu denken. Zu viele Gedanken gehen Ihnen durch den Kopf. Der Wecker klingelt am nächsten Morgen, gefühlt jedoch mitten in der Nacht. Sie stehen mal wieder völlig erschöpft auf.

Beim Duschen gehen Ihnen unerfreuliche Gedanken zum heutigen Projektmeeting durch den Kopf. Sie haben die Ergebnisse für den Kunden gestern Abend gut zusammengetragen, aber der Kunde kritisiert immer, ist nie zufrieden. Ihr Chef gibt den Druck an Sie und Ihre Kollegen ungefiltert weiter. Die Technik und digitalen Arbeitsweisen funktionieren nur bedingt: Es kommt zu Unterbrechungen und zeitlichen Verzögerungen im Tagesgeschäft, der IT-Administrator ist krank und schickt Ihnen zur Neuinstallation eines Updates schnell einen Link mit dem Hinweis »Das klappt ganz einfach«.

Willkommen im schnellen, agilen, digitalen Arbeiten; selbstbestimmt, an jedem Ort. Dieser anhaltende Ärger mit Kunden und die störanfällige Technik machen schon beim Drandenken mürbe. Am liebsten würden Sie zu Hause bleiben und etwas Schönes oder Sinnvolles tun – das Fahrrad reparieren oder den Garten umgraben.

7.20 Uhr: Ihre Kinder drängeln, sie müssten zur Schule. Sie reagieren gereizt auf die Frage, ob sie jetzt endlich loskönnen; gleich, nur noch schnell diese eine E-Mail wegen des Updates, sonst können Sie heute gar nicht arbeiten.

Wir halten fest: Ausgeruht – Nein; Lust auf die Arbeit – Nein; sinnvolle Arbeit, die Sie heute erledigen können – Nein; genügend Zeit für Sport, Hobby o. ä. – Nein. Es ist irgendwie alles zu viel, auf vieles haben Sie gefühlt keinen Einfluss, und wirklich sinnvoll ist das aktuelle Kundenprojekt auch nicht.

> Schlechte Tage sind unausweichlich, monatelanger Stress aber macht krank und löst Rückenschmerzen aus.

Wir alle kennen die beschriebenen Momente von manchen Tagen. Werden daraus aber Wochen oder Monate, dann haben wir langanhaltenden und vor allem negativen Stress. Negativer Stress bedingt unangenehme Körperempfindungen und unangenehme Gefühle. Wir sind Experten darin, solche Empfindungen zu verdrängen und zu ignorieren. Wir reden uns ein: Das geht schon irgendwann von allein wieder weg. Manchmal verhalten wir uns auch bewusst ›ungesund‹ dagegen, um das Unangenehme nicht zu spüren. Da hilft schon einmal ein Glas Wein oder das Feierabendbier … Typisch menschlich, aber auf Dauer gesundheitlich falsch. Wenn negativer Stress da ist, wirkt er sich schädlich auf unsere körperliche und seelische Gesundheit aus, ob wir wollen oder nicht.

Negativer Stress macht körperlich und seelisch krank

Wenn wir negativen Stress nicht reduzieren, verändern oder abbauen, keine Zeit für Sport und oder schöne Aktivitäten mit Freunden haben, lässt der negative Stress den Körper schmerzen. Der Rücken zwickt und wird unbeweglicher, wir schlafen schlecht und sind dauererschöpft. Die Ohren rauschen, die Nase ist verstopft, oder es sitzt uns etwas Schweres im Nacken.

Auch die Seele schmerzt: Wir sind müde, erschöpft und antriebslos, dazu womöglich gereizt, zynisch, unglücklich, vielleicht sogar ängstlich oder leicht depressiv. Wir fühlen uns ohnmächtig, haben keine Idee, wie wir irgendetwas ändern können. Wir können uns schlechter als sonst regulieren. Das Leben ist einfach nur noch anstrengend.

Stress ist eine universelle Reaktion auf eine Bedrohung des Körpers. Die Stressreaktion ist ein Schutzmechanismus, der als Überlebenskampf gilt, in Selye & Kerner (ohne Jahr).

Stress ist eine körperliche und individuelle seelische Reaktion, ein Anpassungssyndrom des Menschen an eine Situation. Nur wenn beide Faktoren zusammenwirken, sprechen wir von Stress.

Was passiert bei Stress? Das universelle Stressreaktionsmuster

Wenn eine bewusste oder auch unbewusste Erfahrung als »Gefahr« eingestuft wird, löst dies unwillkürlich und unverzüglich das universelle Stressreaktionsmuster aus. Das lautet: sofort angreifen oder fliehen. Die Auslöser, die Stressoren, sind individuell verschieden, nicht aber das Stressreaktionsmuster.

Das autonome Nervensystem (ANS) bereitet uns unbewusst in kürzester Zeit auf das reflexartige Verhalten (Angreifen oder Fliehen) vor. Die letzte Überlebensstrategie, die der Körper auslösen kann, ist das Erstarren, der Totstellreflex, bei dem zunächst keine Energie benötigt wird. Ich stelle mich »tot«, damit mir nichts weiter passiert – um dann im nächsten Moment angreifen oder fliehen zu können. Erst dann brauche ich die Bewegungsenergie.

Ein Angriff passiert, eine SOS Meldung folgt: Achtung, Feind in Sicht. Dies kann das Eindringen von Krankheitserregern sein, eine seelische Krise oder eine körperliche Verletzung. Einer dieser Stressreize löst nun eine Alarmreaktion aus. Das Nervensystem sendet sofort Gefahrensignale. Als Abwehrkräfte gegen den Feind werden Hormone und freigesetzte Energie (aus der Leber und den Muskeln in Form von Glykogen bereitgestellt) mit erhöhter Geschwindigkeit an den Ort des Geschehens transportiert.

Für die sofortige Bewegungsenergie zieht der Körper darüber hinaus Energie aus anderen Organsystemen ab, die bei Angriff und Flucht nicht gebraucht werden.

Das Herz schlägt schneller und der Blutdruck steigt. Die Atmung wird schneller, so dass ich mehr Sauerstoff aufnehmen und verarbeiten kann. Die Muskeln und Faszien erhalten zügig alle notwendigen

Informationen und Stoffe, die es ihnen ermöglichen, sich unwillkürlich zusammenzuziehen. Damit können sie die Muskelspannung aufbauen, die für die Bewegung »Angriff oder Flucht« benötigt wird.

Der »Technostress« – agil, digital und rückenstarr

Die Digitalisierung hat die Arbeit und das Leben stark verändert. Die Verbreitung von digitaler Kommunikation, Datenverarbeitung und digitaler Steuerung fordert neue Produktions- und Kollaborationsforschung, Tätigkeiten und Qualifikationsanforderungen.

Sie hat die Arbeit auf der einen Seite in vielen Bereichen sehr beweglich werden lassen und viele Bereiche der Arbeit auf der anderen Seite fest und starr gemacht. (Be)ständig unbewegt. Die Arbeitsformen, Informationen und Datenmengen sind enorm gestiegen und werden rasant schnell über moderne Kommunikationswege digital (körperlich unbewegt) transportiert und ausgetauscht. Das führt auf der Seite Mensch in vielen Berufen zu Bewegungsmangel und Fehlhaltungen. Es klingelt im PC, und schon ist alles da, was ich zum Arbeiten brauche. Ich muss nicht aufstehen, nirgendwo hingehen, um etwas abzuholen. Unsere Hirnsynapsen arbeiten auf Hochtouren, wir müssen viel denken, schalten, ständig neu lernen, aber der Körper bleibt im Bürostuhl mit eingeklemmtem Smartphone am Ohr einfach sitzen, den Blick starr auf den Bildschirm gerichtet. Agile Arbeitsweisen können immer stärker zu einem festen, starren und unflexiblen Rücken führen.

Agil und digital ist alles möglich, steifes und stundenlanges Sitzen vor Hightech Geräten, die mal mehr, mal weniger gut funktionieren, oder das Arbeiten und Telefonieren in Bewegung. Selbstbestimmtes Arbeiten ist gefragter und nötiger denn je: Wann stehe ich von meinem Bürostuhl auf, wann mache ich Pause, wie gestalte ich im Rahmen der Möglichkeiten einen gesunden Arbeitsalltag? Die Arbeitsergonomie, die Arbeitsweisen und Arbeitstechniken, Bewegung, Ernährung und erholsame Pausengestaltung sind wichtige Parameter, die auf berufstätige Menschen Einfluss haben und aktiv gesteuert werden müssen.

Stress kann es geben, wenn ich zunächst mit dieser verordneten, vorausgesetzten Eigenverantwortlichkeit überfordert bin. Geprägt worden sind wir durch Eltern und Familie, Schule und Ausbildungsorte. Hier haben wir meist viel Struktur vorgegeben bekommen. Das Klingeln nach einer Unterrichtsstunde, das hinaus müssen auf den Pausenhof usw. Heute verlangen viele digitale Arbeitsbereiche und Berufe andere Lern- und Selbststeuerungskompetenzen von uns.

Die digitalen Stressoren kombiniert mit Bewegungsmangel, Fehlernährung und Fehlhaltung (schiefes Sitzen am kleinen PC, schnell noch über das Smartphone die E-Mail vor dem Wochenende abschicken) produzieren einen ungesunden Cocktail, der zum unspezifischen Rückenschmerz führt.

Was stresst mich heute in diesem digitalen Dschungel? Möglicherweise etwas, was gesellschaftlich noch nicht chic oder anerkannt ist, es wird noch nicht so normal darüber gesprochen wie über zu viele E-Mails. Vielleicht ist Ihr »Technostress« noch nicht im kollektiven gesellschaftlichen Mainstream voll akzeptiert angekommen. In der Arbeitsbelastungsforschung sind die psychosozialen Arbeitsbelastungen der digitalen Themen wie Cloudworking oder die Arbeit in cyber-physischen Systemen bisher kaum erforscht, aber sie sind trotzdem da.

Beispiele für digitale Stressoren in der Arbeitswelt – »der Technostress«

Angst und Arbeitsplatzunsicherheit: Ich schaffe den technischen Wandel nicht, gehöre nicht mehr dazu, fühle mich ausgegrenzt, ich werde nicht mehr benötigt und wegrationalisiert ...

Permanente Erreichbarkeit: Ständig »on«, ich schaff kein »off« mehr, wann, wo und wie soll ich mich erholen? Immer muss ich gleich und sofort antworten und jeder bekommt mit, wie schnell oder wie langsam ich agiere, egal, ob ich am Arbeitsplatz oder zu Hause bin.

Überforderung und Arbeitsverdichtung durch IKT (Informations- und Kommunikationstechnologien): Ich habe zu viele Tools, die ich gleichzeitig erlernen und bedienen muss, um meine Arbeit zu schaffen, aber die Technik funktioniert nicht immer, die Zeit fehlt, ich werde ständig unterbrochen – ich schaffe die Arbeitslast in dem steigenden Arbeitstempo und die steigenden Multitasking Anforderungen nicht mehr.

Ohnmacht oder Kontrollverlust: »Die Digitalisierung« ist schneller als ich, mein eigener Handlungsspielraum wird immer kleiner, und immer mehr macht die Technik, ich kann IKT nicht allumfassend verstehen und bedienen. Ich habe digitale Lern-Lücken, kann nicht mehr alles … (vgl. Brähler-Herzog 2018)

Stressoren sind alle Reize, die bei Menschen Stress verursachen und dadurch die Stressreaktion als Anpassung auslösen. Es gibt keine allgemeingültigen Stresssituationen, die immer bei allen Menschen Stress auslösen. Stressoren sind höchst individuell. **Stressoren im Arbeitsleben** entstehen entweder aus der Rolle, der Organisationsstruktur oder dem zwischenmenschlichen Miteinander unter von Kollegen und Vorgesetzten.

Körperliche Stressoren: Kälte, Hitze, Lärm, Geruch, Hunger.

Äußere Stressoren: Situationen, die mich ganz real in Gefahr bringen.

Psychische Stressoren: Ängste, Leistungsdruck, Überforderung und Unterforderung.

Die **Digitalisierung** hat das (Arbeits)Leben stark verändert und **weitere Stressoren** hervorgebracht.

Andere Stressoren sind neben den digitalen, häufig Reizüberflutung, zu viele Aktivitäten, Isolation, Alltagsärger, zwischenmenschliche Konflikte, Lärm etc. Unser Körper wird aber nach wie vor in einen Alarmzustand versetzt, als stünde der Säbelzahntiger vor uns. Leider erlaubt uns unsere hochzivilisierte Welt oftmals nicht die Reaktion, auf die wir im Lauf der Evolution eigentlich programmiert wurden: Flucht verbietet sich in der Regel genauso wie ein Angriff.

Die Folgen sind problematisch. Die nicht abgebaute Stressreaktion wirkt noch lange in unserem Körper nach, es kann dauern, bis der Körper wieder zu seinem physiologischen Gleichgewicht zurückfindet. Das Einzige, was beim Abbau der Stressreaktion hilft, ist Zeit. Zeit, in der der Körper sich in Sicherheit fühlend herunterregulieren und entspannen kann. Bewegung und Sport können ebenfalls helfen, Entspannungstechniken wirken stressreduzierend. Psychotherapie und Beratungssettings ermöglichen es, Stressoren zu identifizieren, um sie verändern und auflösen zu können.

Erlebe und spüre ich keine entspannte Zeit, keine Möglichkeit, durch Bewegung die überschüssige Energie abzubauen und die Muskeln zu entspannen, bleibt sie im Körper. Muskeln und Faszien sind und bleiben angespannt und verkrampft, Puls und Blutdruck erhöht, die Fortpflanzungsorgane arbeiten vermindert und der gesamte Verdauungstrakt wird schlecht durchblutet und ist unterversorgt. Diese unangemessen lange Stressphase bringt den Körper dauerhaft in eine Schieflage. Mein Gleichgewicht ist gestört, wodurch das Immunsystem geschwächt wird und so eine Empfänglichkeit für Krankheiten entsteht. Krankheiten wiederum können zu einer erneuten Stressbelastung führen. So können wir sehr schnell in einen negativen Stresskreislauf geraten und dabei das Gefühl entwickeln, nicht mehr herauszukommen. Was leider oftmals auch der Fall ist.

> Kommen Sie (wieder) in schöne und wohltuende Bewegung …
> und zittern Sie!

Wie reagieren die Faszien auf Stress?

Das Fasziensystem registriert alles, was wir erleben und reagiert auf alle einwirkenden Stressoren, egal ob sie von außen oder von innen kommen, ob sie positiv oder negativ sind. Mit Hilfe der Faszien kann unser Körper Stresserfahrungen in der Regel bis zu einem bestimmten Ausmaß korrigieren und ausbalancieren.

Die Faszien speichern die überschüssige Energie für Bewegung in den kontraktilen Zellen des Fasziengewebes. Eine ganze Weile merken wir nichts davon. Uns geht es körperlich nach wie vor gut. Können wir die ständige durch Stress bereitgestellte Energie aber durch Bewegung nicht abbauen, wird diese Kompensationsgrenze überschritten. Wir ziehen uns zusammen und verkrampfen. Wenn wir die Energie nicht loswerden, macht das der Körper von allein. Wir empfinden das oft als ein unwillkürliches Zittern, feines Vibrieren oder als innerliche angespannte Unruhe, die sich in minimalem Zucken entlädt.

Grundsätzlich ist dieses Zusammenziehen und Zittern, Vibrieren oder gar Zucken die Wirkung eines angeborenen Lebenserhaltungsreflexes: Bei Gefahr brauchen wir viel Energie in den Faszien und Muskeln, um wahlweise kämpfen oder fliehen zu können.

Doch weil wir heute bei Stress meist weder fliehen noch kämpfen, bleibt die gespeicherte Energie oftmals wo sie ist: in den Faszien. Und weil sie dort bleibt, verursacht sie Schmerzen. Der Stress lässt den Kopf dröhnen oder den Rücken schmerzen, oft auch den Hals-Schulter-Nacken-Bereich. Manchmal tun auch ganz andere Körperteile weh, aber Kopf- und Rückenschmerz sind die häufigsten Reaktionen.

Der Arzt spricht bei diesen stressbedingten Schmerzen auch von somatoformen Schmerzen, Somatisierungsstörungen oder psychosomatischen Körperschmerzen. Fast alle Menschen, die über eine längere Zeit Stress ausgesetzt sind, berichten von Schmerzen – nicht nur im Kopf oder Nacken. Manchmal tut der Körper insgesamt einfach nur noch weh. Man fühlt sich wie gerädert – als hätte man eine wild durchzechte Nacht mit zu viel Alkohol und zu wenig Schlaf hinter sich. Dumm nur, wenn sich dieses Körpergefühl nach einer weiteren Nacht mit ausreichend Schlaf nicht ändert.

Dann hat Stress auch Auswirkungen auf unser Körpergefühl. Wir fühlen uns überfordert, und das tut weh – buchstäblich: Der Körper verkrampft sich, und plötzlich hat man nur noch den Eindruck: Nichts geht mehr. Was oftmals tatsächlich der Fall ist: Stress lähmt – im wahrsten Sinne des Wortes.

Als ob das noch nicht reichen würde.

Neben Stress reagieren die Faszien auch auf Bewegungsmangel und Fehlhaltungen. Die Ernährung und die Flüssigkeitsaufnahme, unser Stoffwechsel, die Hormone und die Psyche haben ebenso positiven oder negativen Einfluss auf die Faszien und den Rückenschmerz. Je nachdem in welcher aktuellen Lebenssituation ich mich befinde, kann die Mischung der verschiedensten Lebensumstände und Verhaltensweisen unter Umständen einen gesundheitsförderlichen oder gesundheitsfeindlichen Cocktail hervorbringen.

Vielleicht kennen Sie solche oder ähnliche Phasen in Ihrem Leben. Sie haben langen unangenehmen Stress. Unschöne, unbefriedigende, monotone und vielleicht sogar hoch fremdbestimmte Arbeit, Dauerkonflikte innerhalb der Familie, eine plötzliche Erkrankung, es gibt wenig Schönes, was Sie aktuell erleben. Das Leben fühlt sich grau an. Auf Sport haben Sie jetzt erst recht keine Lust, lieber gönnen Sie sich in der stressigen Zeit öfter Ihre Lieblingspizza oder Pommes rot/weiß und eine Flasche Rotwein, und zum Nachtisch noch eine große Portion Schokoladeneis. Sie bleiben auf dem Sofa liegen und schauen fern. Wenigstens einmal am Tag wollen Sie etwas Schönes erleben. Die Seele mag das gut finden, die Faszien mögen das über einen längeren Zeitraum aber überhaupt nicht, sie verkürzen, werden fester, die Beweglichkeit bildet sich zurück, und häufig werden so Rückenschmerzen ausgelöst. Jetzt kommt der Psoas-Muskel ins Spiel.

Der Ileo-Psoas-Muskel und seine Bedeutung bei stressbedingten unspezifischen Rückenschmerzen

Die Psoas-Muskulatur spielt bei der Entstehung von stressbedingten, myofaszialen, unspezifischen Rückenschmerzen, bei lumbalen Rückenschmerzen eine zentrale Rolle.

Wenn myofasziale Spannungszustände durch langanhaltenden Stress bestehen, werden daraus in der Regel Rückenschmerzen. Der Lendenmuskel zieht sich bei Stress unwillkürlich zusammen und speichert sehr viel von der bereitgestellten kinetischen Kraft oder Stressenergie. Das ist eine völlig normale Schutzreaktion unseres Körpers. Sie alle kennen das Phänomen des Schreckreflexes: Sie zucken zusammen. Ihr Körper beugt sich nach vorn. Wenn der Schreckmoment vorbei ist, löst sich dieser Reflex von selbst wieder auf – so wie er automatisch gekommen war. Dem ist nicht so, wenn ich im Dauerstress bin.

Auf Stress reagiert unser Körper mit einer unwillkürlichen Muskelkontraktion, die über das autonome Nervensystem erfolgt. Sie bereitet den Körper auf die naheliegenden Überlebensmechanismen vor – Angreifen oder Fliehen oder in die Totenstarre gehen. Auf die Muskelgruppen übertragen heißt das rein funktional: beugen und strecken und das sofort, effektiv und schnell. Oder sofort jegliche Bewegung einstellen und sich totstellen. Deshalb wird automatisch bei jeder stressigen Erfahrung die Streckmuskulatur gehemmt. Die Beugemuskeln

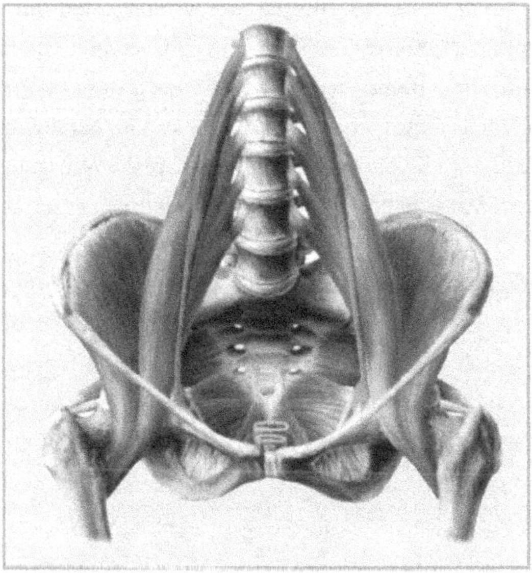

Psoas-Muskel

Aufgaben und Funktionen der Psoas-Muskulatur
Mit Hilfe der Psoas-Muskeln kann ich meine Hüfte beugen, nach außen drehen, meine Lendenwirbelsäule bewegen und mich seitlich bücken. Der Psoas ist mein zentraler Bewegungsmuskel und die einzige Muskelgruppe, die Rumpf, Becken und Beine miteinander verbindet. Er ist ein wichtiger Haltemuskel, er mobilisiert und stabilisiert Gelenke und die Wirbelsäule. Durch seine zentrale Lage mitten im Körper trägt er zur Regulierung des Gleichgewichts bei und beeinflusst zudem Nerven und Energiebahnen.

ziehen sich noch besser zusammen, der Vorderbauch mit seinen lebensnotwendigen Organen und der Kopf sind so vor Verletzungen geschützt. Arme und Beine werden so gesteuert, dass sie automatisch mit in diese fötale Schutzposition gehen. Das alles ermöglicht uns die Psoas-Muskulatur, die auch Kampf-Flucht-Muskulatur genannt wird.

Bei langem Stress bleibt die Psoas-Muskulatur in einer Dauerspannung.

Jetzt wirken zwei Kräfte gleichzeitig. Der Vorderkörper verkürzt sich, indem er sich nach vorn beugt, der Hinterkörper möchte sich wieder aufrichten und zieht sich in die aufrechte Position zurück. Zwei Kraft-Kontrahenten stehen sich fast kämpferisch gegenüber, ähnlich wie beim Tauziehen: Wer ist stärker?

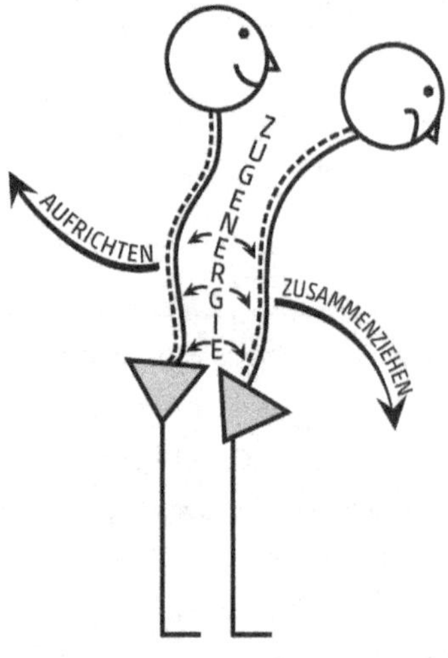

Diese Spannung überträgt sich auf unsere Wirbelsäule. Die physikalische Zugspannung ist enorm und hat Auswirkungen auf unsere Wirbelsäule. Auch bei anderen Körperschmerzen spielt eine angespannte Psoas-Muskulatur eine wichtige Rolle.

Eine Dauerkontraktion ist die Dauerreaktion, wenn wir anhaltenden Stress haben. Das ist der Beginn einer chronischen Stressbelastung mit einer möglichen chronischen unspezifischen Rückenschmerzsymptomatik.

Ein wesentlicher Punkt bei der FSR-Arbeit ist das Lösen der myofaszialen Spannung und die Entspannung der Psoas-Muskulatur. Vor allem werden hier besonders die Körperregionen angesprochen, die durch aktive Übungen nur bedingt bis gar nicht zu lösen oder lockern sind. Stressabbau, Erleichterung, Linderung und Auflösung erfolgen, indem wir vor allem den Psoas-Muskel entspannen und ihn dazu bringen, die gespeicherte Spannung abzugeben. Mit dem unwillkürlichen Zittern bringen wir die Psoas-Muskulatur Schritt für Schritt in ihren geschmeidigen und beweglichen Zustand zurück.

Der »verfilzte-Dreier-Cocktail« lässt Rückenschmerzen entstehen

Verschiedene biochemische Prozesse, die gleichzeitig verlaufen und sich gegenseitig verstärken, verursachen Gewebeschädigungen, die im Gehirn zu Schmerzen werden, zu Rückenschmerzen.

Wenn die kontraktilen Zellen durch ihre Energiespeicherfähigkeit im Binde- und Muskelgewebe immer dicker und größer werden, drücken sie unmittelbar auf benachbarte Zellen. Verfilzen und Verkleben ist die Folge. Das Gewebe wird geschädigt und die Information ans ZNS gesendet, dort verarbeitet und bewertet – und herauskommt die Erfahrung Schmerz. Gleichzeitig fordern die autonomen Bestrebungen (des ANS) den Psoas-Muskel auf, sich zu strecken. Diese physikalischen Kräfte kollidieren mit dem verfilzten Fasziengewebe. Was ist passiert?

Im Bindegewebe verlaufen Blutbahnen und Lymphgefäße. Durch langanhaltenden Stress, durch Daueranspannung im Rücken- und Schulter-Nackenbereich finden in diesen Regionen nur noch wenige lebendige Muskelbewegungen statt.

Wie im Kapitel 7, Faszien (S. 120; 125) beschrieben, sind die Rücken- und Nackenfaszien die stärksten Körperfaszien, die Menschen haben, an manchen Stellen mehr als einen Zentimeter dick. Im Fasziengewebe sind siebenmal mehr Myofibroblasten als im Muskelgewebe vorhanden, die die durch Stress aufgebaute Spannung und

Energie speichern können. Die Vorratskammer wird prall aufgefüllt. Die überschüssige Energie wird nicht abgegeben, bleibt in den Zellen und das umliegende Gewebe wird dadurch zusammengezogen. Umliegende Lymphkanäle und Blutgefäße werden zusammengedrückt, die Kanäle verengen sich, die Fließgeschwindigkeit von Blut und Lymphe verlangsamt sich; in manchen Körperregionen kommt sie teilweise zum Stillstand. Der Lymphfluss ist stark eingeschränkt.

Die Lymphflüssigkeit, die üblicherweise beweglich ist, enthält den gelösten Blutgerinnungsfaktor Fibrinogen. Normalerweise wird er bei jeder Bewegung an jeden wichtigen Ort im Körper verteilt, damit er, wenn nötig, sofort wirken kann. Seine Wirkung ist es, Verletzungen zu heilen. Überall dort, wo Gewebe beschädigt ist, beginnt das Fibrinogen mit den Reparaturarbeiten, es verklebt und heilt so Verletzungen.

Bei einem Lymphstau fließt das Wasser kaum noch, es bleibt vor Ort. Dadurch, aber auch durch Stress, verändert sich der pH-Wert. Das Fibrinogen reichert sich im Gewebe deutlich an, und unter Einwirkung anderer Substanzen wird es zu Fibrin abgebaut und verstoffwechselt. Leider an der falschen Stelle. Denn Fibrin ist ein körpereigener Klebstoff. Überall wo Wunden im Körper entstehen (äußerlich oder innerlich), verklebt und verschließt Fibrin diese – eine sehr nützliche Reparatureigenschaft (s. Kap. 6, S. 120, 122, 132 ff.). Hier, in unserem Beispiel, ist aber keine Wunde vorhanden, sondern nur ein stressbedingter Lymphstau. Die Kollagenfasern werden fester, dicker, dehnen sich aus, und sie werden unflexibler. Das ist der Moment, in dem die Faszien beginnen miteinander zu verkleben und zu verfilzen. Sie vermehren sich, wachsen ineinander und verkürzen sich dabei. Fast automatisch wird dadurch die Gewebeflüssigkeit verdrängt und die Gleitfähigkeit der Faszie nimmt stark ab. Schadstoffe und Abbauprodukte werden nicht mehr abtransportiert.

Das umliegende Gewebe verliert an Elastizität, und die Zugkraft der Faszie verringert sich. Dadurch wird die Bewegungsfähigkeit der Muskeln stark eingeschränkt. Durch diese zentrierte Festigkeit und Verdickung können Nerven in diesem Gewebeteil eingeklemmt und gequetscht werden, was empfindliche Schmerzen verursacht.

Dabei werden im Gewebe Entzündungsbotenstoffe ausgeschüttet. Sie können ohne Vorwarnung, von einem Moment auf den anderen, Entzündungen im lokalen Gewebe verursachen. Durch diese Entzündungsprozesse sinkt wiederum die Reizschwelle der Nozizeptoren und wir nehmen Schmerz schneller wahr.

Die Nervenendigungen im Fasziengewebe registrieren diese Informationen und übermitteln sie über zentrale Leitbahnen an das Gehirn. (s. Kap. 6, S. 124)

Im Bild des Straßenverkehrssystems heißt das, dass die Schmerzautos jetzt verstärkt auf ihren Mautstraßen unterwegs sind. Eigentlich sind die Bewegungsautos schneller als die Schmerzautos, aber nur wenn es nicht zum Verfilzen und Verkleben der Faszien kommt. Dadurch verringert sich nun die Bewegungsmöglichkeit des Gewebes und es entstehen Baustellen, Umleitungen, und Straßensperrungen, so dass unser Bewegungsauto immer wieder im Stau steht und nur noch mühselig vorankommt. Das Auto mit der Information Schmerz fährt zwar langsam, dafür aber auf freien Straßen stetig zum Zielort, dem Gehirn. Dabei ›überholt‹ es die Bewegung. So gelangt die Information Schmerz zuerst ins ZNS, hat als erstes ihr Reiseziel erreicht und wird als Erfahrung abgespeichert.

Wer zuerst am Ziel ankommt, hat gewonnen. Deshalb wird das Gehirn stetig mehr mit den durch das Verfilzen entstandenen gewebsschädigenden Informationen versorgt als mit angenehmen, wohltuenden Informationen, die bei lebendiger, wohltuender und entspannender Bewegung entstehen.

Verdickte Faszien links und rechts der Wirbelsäule können Nerven einklemmen und Rückenschmerzen auslösen. Das einfache Beugen und Bücken geht auf einmal nicht mehr so leicht und ist schmerzhaft. Für alle Bewegungen mussen wir viel mehr Energie und Kraft aufbringen, da wir gegen die verhärteten Faszien arbeiten. So werden einfache Bewegungen anstrengender und sie sind auch nicht mehr so exakt, wir bewegen uns unkoordinierter. Wenn es schmerzt, nehmen wir fast automatisch, unbewusst, eine Schonhaltung ein. Damit verschlimmern wir die Situation noch mehr. Durch die Schonhaltung kommt es an anderen Stellen im Körper zu einer zusätzlichen Überbelastung des Muskel- und Fasziengewebes, die zeitversetzt auch schmerzhaft wird. Starr und steif gehen wir körperlich und seelisch angestrengt durch solche Stressphasen.

> Die häufigste Ursache für chronischen unspezifischen Rückenschmerz ist das Verfilzen der Faszien!

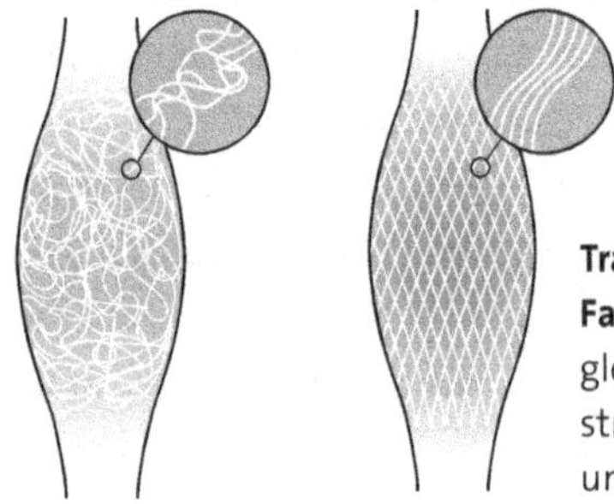

modifiziert nach Schleip (2014) S. 352

Mithilfe eines bildgebenden Verfahrens (z. B. Röntgen) können die Ursachen bei unspezifischen Rückenschmerzen nicht ausgemacht werden. Verletztes Fasziengewebe kann so nicht erkannt werden, deshalb sollte immer auch an eine Faszienverklebung gedacht werden.

Nicht nur Stress oder Folgereaktionen von Stress wie Störungen des Atemmusters und emotionales Leiden, Infektionen, Traumata, genetisch bedingte Erkrankungen, haben messbaren Einfluss auf die Zusammensetzung des Bindegewebes. Fehlernährung, z. B. säureproduzierende Nahrungsmittel und eine verringerte Flüssigkeitszufuhr machen auch den pH-Wert in der EZM sauer, die biochemischen Zusammensetzungen und damit das Milieu der EZM verändern sich. Die Folgen können von einer generellen Verhärtung des Fasziengewebes bis hin zu einer Faszienversteifung reichen, vgl. Schleip (2010), Myers (2014).

Je länger die Faszien bewegungslos bleiben, wie es bei Stress der Fall ist, desto stärker verkleben und verfilzen sie – entweder mit der darunterliegenden Muskulatur oder mit der benachbarten Faszienhülle. Sie werden spröde, verhärten und verkürzen sich und verlieren einen Teil ihrer Geschmeidigkeit und Elastizität. Darüber hinaus haben sie eine starke Zugwirkung auf die umliegenden Muskeln und Knochen. Durch diese Zugwirkung halten die Faszien die Knochen fest. Unser Knochengerüst wird unbeweglicher, die Folge ist eine Bewegungseinschränkung.

Neben Stress trägt aber auch unser ganz normaler bewegungsarmer Lebensstil inzwischen sehr viel zu den Beschwerden bei. Bewegungsmangel oder dauerhafte körperliche Fehlhaltung (zum Beispiel acht Stunden im Büro vor dem Computer sitzen) können Ursachen hierfür sein.

Tatsache ist: Wir sitzen zu viel. Raus aus dem Bett, sitzen wir schon am Frühstückstisch, fahren sitzend zu unserem Arbeitsplatz, um dort im Bürostuhl den Tag in einer gebeugten Hüfthaltung zu verbringen. Abends schließt sich der Kreis auf der Couch. Sitzen ist das neue Rauchen – einfach ungesund.

Weitere Ursachen, die die Faszien verfilzen, verkleben, verhärten, verkürzen, die kollagenen Fasern schädigen und darüber Rückenschmerzen auslösen können, sind:

- Operationen
- Sportverletzungen oder körperlichen Überbelastungen
- Verletzungen
- Ruhiggestellte Gliedmaßen im Gips
- Überdehnung
- Fehlbelastung und Schonhaltung
- Flüssigkeitsmangel
- Bewegungsmangel.

Bei älteren Menschen kann das Verfilzen durch den geringeren Wasseranteil im Gewebe entstehen. Das ist ein normaler Vorgang des Älterwerdens, der Wasseranteil im Körper reduziert sich. Wie viel haben Sie heute schon getrunken? Ein 50-Jähriger gesunder Mensch fühlt sich heute vermutlich nicht alt. Aus biologischer Sicht ist er es aber. Er sollte sich dementsprechend um seinen Körper gut kümmern und in Bewegung kommen und bleiben!

Beim unspezifischen Rückenschmerz haben wir häufig eine Kombination verschiedener Ursachen, die einen starken negativen Einfluss auf die Rücken- und Schulter-Nackenfaszie haben. Wenn wir durch das neurogene Zittern die Faszien in Bewegung bringen, mobilisieren wir sie und lösen die Spannungen aus ihnen. Das hat insgesamt einen positiven Einfluss auf alle Faszienfunktionen. Eine ausgeglichene Homöostase, also ein Zustand körperlichen Gleichgewichts, ist entscheidend für die körperliche und seelische Gesundheit. Je mehr wir die Faszien durch die FSR-Arbeit in ihren natürlichen Zustand zurückbringen, desto stärker ist die Funktionsfähigkeit und Schmerzen können gelindert und aufgelöst werden.

Rückenschmerzen? – Verfilzen ist nicht alles

»Der verfilzte-Dreier-Cocktail«

Bei Stress werden parallele, autonom verlaufende neurophysiologische Prozesse ausgelöst, die sich untereinander in ihrer Wirkung verstärken, mit physikalischen Kräften konkurrieren und darüber Rückenschmerzen auslösen.

Die Dreier-Kette verläuft gleichzeitig:

- Durch die vermehrte Produktion, Ansammlung und einen ausreichend hohen Dichtegrad von Myofibroblasten im kollagenen Bindegewebe ziehen sich diese Zellen unwillkürlich zusammen. Das tun sie dauerhaft, ohne müde zu werden. Sie erzeugen eine Spannungsenergie und können die Stressenergie halten und speichern. Durch die dicker werdenden kontraktilen Zellen wird es enger im Gewebe – es beginnt zu drücken.
- Bei Stress werden Hormone und Enzyme ausgeschüttet. Sie haben unmittelbar einen verstärkenden Einfluss auf die Proteoglykan-Synthese – das am häufigsten vorkommende Proteinmolekül im Bindegewebe. Das führt zu einer Verdickung der Grundsubstanz EZM und einer Verstärkung der Kollagenfasern. Das Mikromillieu verändert sich und dadurch

drückt es noch stärker. Die zäh gewordene Flüssigkeit der EZM fließt langsamer bis gar nicht mehr, was wiederum das Verfilzen auslöst.

- Der Psoas-Muskel bleibt in der Daueranspannung und entwickelt massiven Gegenzug – diese physikalische Zugspannung verursacht Schmerz. Der erhöhte Druck in der Lendenfaszie führt wiederum zu einer vermehrten Myofibroblastenproduktion, um die Belastung zu halten und zu stabilisieren. Somit sind wir wieder bei der vermehrten Myofibroblastenproduktion mit verstärkter Kontraktion. Der Kreislauf schließt sich und setzt sich dauerhaft, negativ und schmerzhaft fort.

Wenn Faszien verfilzen, entsteht mehr als ›nur‹ Rückenschmerz

Verfilzte Faszien machen Probleme und führen zu weiteren gesundheitlichen Beeinträchtigungen, die mit Einbußen der Lebensqualität einhergehen.

Verfilzte Faszien und der Bandscheibenvorfall: Selbst bei einem Bandscheibenvorfall spielen die verfilzten Faszien eine wichtige Rolle. Bei Dauerstress produziert der Körper das Stresshormon Cortisol. Cortisol verringert u. a. die Qualität des Kollagens und das Bindegewebe wird schwächer und anfälliger für Verletzungen. Die Bandscheiben pressen sich gegen die Nervenbahnen im Fasziengewebe und können die Nerven sogar einklemmen. Die muskulären körperlichen Schmerzen empfinden wir, weil die Faszien Schmerzsignale an unser Hirn weiterleiten (myofasziale Schmerzen).

Je beschädigter die Faszien sind, desto schwerer ist es, diese Verletzungen zu heilen. Aber Fasziengewebe ist heilbar. Es braucht Zeit und Geduld – und den Mut zur Bewegung! Nach einigen Tagen der Schonung bei einem Bandscheibenvorfall ist das in Bewegung kommen und bleiben in der Regel das verordnete Therapieziel der Orthopäden.

Wenn ca. 20 kg Faszien durch die unterschiedlichsten Auslöser verfilzen und verkleben, erzeugen sie weitaus mehr Beschwerden als nur Rückenschmerzen oder Bandscheibenvorfälle. Verklebte Faszien führen zu Symptomen wie Gelenk-, Schulter- und Nackenschmerzen, undefinierbare Körperschmerzen, Bauch- und Verdauungsschmerzen – und sogar zu Funktionseinschränkungen der Organe.

Alle Körperorgane können in Mitleidenschaft gezogen werden, wenn die Faszien verfilzen. Viele Organe sind mit einer äußeren Schutzschicht ummantelt, die im gesunden Fall für eine gute Nährstoff- und Sauerstoffversorgung sorgt und Schadstoffe abgibt. Die Viszeralen Faszien (s. Kap. 6, S. 121 f.; S. 137) reagieren sensibel auf Stress und die Folgereaktionen im Körper. Leber und Niere, Entgiftungsorgane, die Schadstoffe normalerweise gut herausfiltern, werden dann in ihrer Funktion eingeschränkt. Wenn die Entgiftung und der Abfallstofftransport nicht richtig funktionieren, bleiben diese Stoffe vermehrt im Körper, verändern das Faszienmilieu und machen den ph-Wert sauer. Ein saures Faszienmilieu wiederum trägt verstärkt zu dem Prozess des Verfilzens, zu Schmerzen und Bewegungsmangel bei. Ein unschöner, aber realer Kreislauf.

Muskeln im Körper werden generell in ihrer Beweglichkeit eingeschränkt, sie werden unflexibler und die Zugkraft nimmt ab. Nerven werden gequetscht, das kann zu Körperschmerzen und Taubheitsgefühlen führen. Wenn der Zustand des Verfilzens und Verklebens lange und sehr intensiv anhält, kann es sogar fortschreitend zu Kraftverlust in der Bewegung kommen.

Das ganz normale Älterwerden führt zu mehr unflexiblen und festen Kollagen-Fasern. Mit der Veränderung des Flüssigkeitsgehalts ändert sich die räumliche Struktur. Die Faszien sehen dann eher wie ein verknotetes Wollknäuel aus. Das hat zur Folge, dass die Möglichkeiten zur Muskelbewegung abnehmen. Letztlich verhärtet sich das Fasziengewebe, und das Strecken oder Beugen der Gelenke und zähen Sehnen wird immer schmerzhafter.

Auch der Gelenkverschleiß (Arthrose) kann auf verklebte unbewegliche Faszien zurückgeführt werden. Der Knorpel hat keine Blutgefäße, die ihn ernähren, die Knorpelzellen werden über die Gelenkflüssigkeit versorgt. Durch die rein mechanische Bewegung werden die Nährstoffe in den Knorpel einmassiert. Bewegen wir uns zu wenig oder sind wir in einer dauernden Fehlhaltung oder Fehlbelastung, erhalten die Knorpelzellen also zu wenig Nahrung.

Sie sehen, jede Art von Bewegung ist wichtig. Zittern hat den

Charme – und das ist das Neue und so Nützliche – es bewegt uns Menschen ganz von allein. Ich muss nichts tun, es beginnt an Stellen im Körper zu zittern, die ich mit aktiver Bewegung nicht oder nur sehr schlecht erreiche und reduziert so Störungen unterschiedlichster Art.

Das Behandlungskonzept gegen unspezifische Rückenschmerzen

In Bewegung kommen, in Bewegung bleiben, sich dauerhaft bewegen, Dinge tun, die man gern macht, die Freude bereiten, die man wiederholt und regelmäßig durchführt, Bewegung die sich gut »anfühlt«, die positive emotionale Erfahrungen auslöst, wie Freude, Spaß, Humor, Genuss, Lebendigkeit Leichtigkeit, soziale Interaktion, Geselligkeit. Wenn Bewegung sehr viele dieser Faktoren beinhaltet, dann bleiben wir dran, wiederholen diese Art der Bewegung. Das Zittern, das Wandern in der Gruppe, Tanzen im Verein, Joggen allein im Wald …, die angenehmen, zufriedenmachenden Erfahrungen unterstützen uns dabei dauerhaft. Hauptsache wir kommen und wir bleiben in Bewegung.

> Bewegung ist mit Abstand die wirksamste Therapie bei akuten und chronischen unspezifischen Rückenschmerzen.

Zittern ist eine einfache und wirkungsvolle Bewegungsart und macht Spaß!

Bewegung und die Faszien

Bewegung ist eine mechanische Belastung und wird als Reizinformation komplex vor allem durch das Fasziengewebe verarbeitet. Der mechanische Reiz fördert insgesamt die Zellarbeit und hat positiven Einfluss auf die EZM und die Anordnung der Bestandteile des Fasziengewebes in der EZM. Die nützlichen Kollagenfasern werden bei Bewegung mehr oder weniger produziert. Bindegewebe spricht schnell auf Bewegung an. Bevor es sich aber an eine neue Umgebung anpasst, vergeht Zeit. Das Wissen darum nutzt man bei der Rehabilitation in der Bewegungstherapie z. B. nach einer Verletzung. Schon eine geringe Bewegungsintensität regt die Faszien an zu arbeiten, während man z. B. nach einer Bändersehnen-Operation oder einem Oberschenkelhalsbruch so früh noch gar nicht mit einem kräftigen Muskelwiderstandstraining beginnen darf.

»Aus den aktuell vorliegenden Daten wird deutlich, dass die mechanische Belastung einen der stärksten Reize, wenn nicht gar den stärksten Reiz, für eine Anpassung des Matrixgewebes liefert. Es wird auf diese Weise gekräftigt und heilt in der Erholungsphase nach einer Verletzung schneller und besser als ohne Belastung.« (Michael Kjaer, in Schleip (2019), S. 52)

Bewegen trotz Rückenschmerz?

Viele könnten einwenden, ich habe mich doch gar nicht am unteren Rücken verletzt, ich bin nicht gestürzt, ich habe nicht zu schwer gehoben oder mich verdreht. Warum sollte dann Bewegung trotzdem mehr helfen als Ruhe, Entspannung, Tabletten und gesundes Essen und Trinken? Ganz einfach deshalb, weil das durch dauernde Stressbelastung ausgelöste Kräftespiel und Kräftemessen zwischen den Psoas-Muskeln und den verfilzten Faszien reale Schäden im Gewebe entstehen lassen. Das sind Verletzungen (mechanische Reize), die wehtun und über Bewegung gelindert und sogar aufgelöst werden können.

Wer sich nicht bewegt, verstärkt seine Schmerzen. Die Kondition bildet sich zurück, die Muskelkraft geht verloren. Verspannungen nehmen zu, damit auch der Schmerz, und schon sind wir mitten drin im Teufelskreis des Dauerschmerzes. Meist ist dies die Antwort des Körpers auf ein gestörtes Zusammenspiel von akutem Schmerz, falschem Schonverhalten und psychosozialen Faktoren. Wenn ein solcher chronischer unspezifischer Rückenschmerzverlauf festgestellt wird, erfolgt in vielen Fällen die Behandlung gemäß den Behandlungsleitlinien der Multimodalen Schmerztherapie.

> Das Ziel der Multimodalen Schmerztherapie ist die Behandlung und die Wiederherstellung gestörter körperlicher, seelischer und sozialer Funktionen.
> Im Mittelpunkt soll dabei nicht die ›Bekämpfung‹ des Schmerzes stehen, sondern die Förderung der Lebensfreude.

Die im biopsychosozialen Konzept (S. 167) bei chronischen (Rücken) Schmerzen im Vordergrund stehende Frage – Wie kann ich als Betroffener unter Berücksichtigung der biologischen Bedingungen lernen, gut mit dem Schmerz zu leben? – ist die handlungsleitende Frage in der multimodalen Schmerztherapie, die aus drei tragenden Säulen besteht:

1. Medikamentöse Therapie – wird ausschließlich vom Arzt verordnet;
2. Bewegungstherapie – Bewegung ist alles und Medikamente helfen kurzfristig dabei, wieder in Bewegung zu kommen und aus der Schonhaltung auszusteigen;
3. Verhaltenstherapie, Psychotherapie, Entspannungstechniken, Ergonomie Schulungen usw.

Die Faszien-Stress-Release-Arbeit ist der zweiten und dritten Säule der multimodalen Schmerztherapie zuzuordnen. Das Durchführen der Körperübungen, das neurogene Zittern und die abschließenden Körperachtsamkeitsübungen führen zu Entspannung, Erholung und Regeneration auf körperlicher und seelischer Ebene.

Zur Vorbereitung des Zitterns findet das einfache und leichte Aufwärmtraining statt. Die Vorübungen und Interventionen bewegen und mobilisieren das Gewebe. Spannung wird aufgebaut, um anschließend leichter das neurogene Zittern auszulösen. Bewegung findet statt. Die Vorübungen erfüllen die wichtigste Aufgabe in der multimodalen Therapie, sanft, leicht und mild in Bewegung zu kommen und ermöglichen darüber hinaus weitere Bewegungen, die durch das Zittern fast wie von selbst ausgelöst werden.

Ein weiteres Element der FSR-Arbeit ist die Schulung und das Training einer achtsamen Körperwahrnehmung, durch die neue Erfahrungen gemacht, Erkenntnisse gewonnen und Entspannung erlebt werden. Diese Elemente sind der dritten Säule der multimodalen Schmerztherapie zuzuordnen.

Darüber hinaus gibt es ergänzende Behandlungsmethoden in der multimodalen Schmerztherapie, die die tragenden Säulen aber nicht ersetzen.

1. Medizinisch: Akupunktur, manuelle Therapie, physiotherapeutische Maßnahmen wie Massage, Fango oder Wärme- und Kältebehandlung, die transkutane Elektrische Nervenstimulation, (TENS); in seltenen Fällen hilft auch eine Operation.
2. Naturheilkundliche Verfahren: Hydro-, Thermo- oder Atemtherapie etc.
3. Homöopathie oder fernöstliche Methoden: Qigong, Akupressur, Yoga etc.

Welche Bewegung hilft am besten?

Es gibt bislang keine eindeutigen Empfehlungen, welche Sportarten effizienter als andere sind. Darum: Folgen Sie dem Lustprinzip. Die Aktivitäten sollten auf jeden Fall Freude und Spaß machen, dann bleibt man dabei und macht es wieder. Und sie sollten in Ihren Tagesablauf passen, egal ob Zittern, Rad fahren, Walking, Tanzen, Wassergymnastik, Schwimmen, Yoga, Tai-Chi oder der Besuch in einem Fitnessstudio.

Neben dem Lustprinzip ist ein ganzheitliches Behandlungskonzept wichtig, das den gesamten Körper anspricht und das korrekte Zusammenspiel Ihrer Muskeln trainiert. Sie lernen dabei auch, ungünstige Bewegungsmuster zu korrigieren und ein Bewusstsein dafür zu entwickeln, was Ihrem Rücken schadet und was hilft.

Zittern deckt viele dieser Aspekte ab. Aber hier sind alle Sportarten empfehlenswert, die eine gleichmäßige Belastung der Muskulatur darstellen und den Rumpf kräftigen. Rücken-, Kraulschwimmen und Joggen sind geeignet ebenso gezielte Trainingseinheiten für das Muskel-Skelettsystem. Stellen Sie sich Ihren ganz persönlichen Mix zusammen, Ihr Rücken liebt die Abwechslung!

Für einen gesunden Rücken braucht es neben starken Muskeln vor allem einen bewegungsreichen Lebensstil. Wenn Sie körperlich aktiv werden und bleiben, gewinnen Sie Energie, meist verbessert sich ein gestörter Schlaf; Stress, Erschöpfung und Ängste lösen sich langsam auf. Bewegung fördert auch die Produktion körpereigener Schmerzhemmer, der Endorphine. Über diesen Weg haben Sie selbstwirksam Einfluss auf ihre Schmerztoleranz, die Sie Schritt für Schritt senken können.

Um mit Schmerz gut zu leben, sind auch Entspannungsübungen, Yoga und Meditationen hilfreich. Sie wirken auf psychischer Ebene und stärken Ihr inneres Gleichgewicht. Die Tatsache, dass unglückliche und depressiv verstimmte Menschen deutlich häufiger an Rückenschmerzen leiden, ist sogar wissenschaftlich belegt.

Finden Sie Ihr ausgewogenes Maß an körperlicher und seelischer Entspannung und mit einem moderaten Muskelaufbau. Mit der FSR-Arbeit haben Sie auf beide Bereiche Einfluss.

> Die erfolgreichste Behandlungsmethode bei chronischen Rückenschmerzen ist die Bewegung, das zentrale Therapieziel die Selbstwirksamkeit.

Bei der Selbstwirksamkeit lernen Menschen mit chronischen Schmerzen, dass sie dem nicht hilflos ausgeliefert sind, sondern aktiv lindernd darauf Einfluss nehmen können. Das übergeordnete Therapieziel bei chronischen Rückenschmerzen heißt:

Führen Sie ein gutes selbstbestimmtes Leben – trotz Schmerz!

Die Verbesserung von Beeinträchtigungen und Leiden und die Steigerung der Lebensqualität ist das Ziel. Die normalen Alltagsfunktionen sollen wieder gelingen und weiter ausgebaut werden. Mit der FSR-Arbeit und dem Zittern haben Sie selbstbestimmt und selbstregulativ positiven Einfluss.

Rückenschmerz hat etwas mit unserer seelischen Grundkonstitution zu tun. Für eine erfolgreiche und selbstwirksame Therapie ist deshalb unsere innere Haltung zu immer wiederkehrenden Rückenschmerzen und zu Bewegung trotz Schmerz entscheidend. Wie stehe ich dazu? Was für ein »Rückentyp« bin ich:

- Der Vermeider-Typ – jetzt erst recht nicht mehr bewegen – Schonhaltung ist wichtig!
- Der Jetzt erst recht Bewegungstyp – trotzdem bewegen, egal wie, koste es, was es wolle oder
- Der moderate Typ, Bewegung ja, aber! Alles machen, was geht und lassen, was nicht geht.

Bin ich der absolute Vermeider-Typ, dann tue ich mich schwerer als der moderate Typ, wenn der Arzt mir einen Therapieplan »Bewegung trotz Schmerz« aufstellt. Bin ich ein Bewegungstyp, der immer über die eigenen Grenzen geht, mache ich vermutlich viel mehr als im ärztlichen Therapieplan empfohlen wird. Beides ist nicht gesund.

Psychotherapie kann helfen herauszufinden, wie die Vermeidungsstrategien entstanden sind, wofür sie in der Vergangenheit einmal nützlich waren, und wie sie heute langsam und behutsam aufzulösen sind, um in Bewegung zu kommen. Oder Sie lernen auf andere Weise herauszufinden, warum das über die Grenzen gehen und nicht auf die Stopp-Signale des Körpers zu hören, einmal überlebensnotwendig waren, und wie Sie heute die Dosis des über Grenzen Gehens besser regulieren können.

Das darüber Reden und Verstehen allein reduziert keine Schmerzen. Das Wichtigste ist: Nutzen Sie Ihre neuen Erkenntnisse und kommen Sie Schritt für Schritt in Bewegung – vielleicht mit diesem Fahrplan:

- Finden Sie zuerst eine Bewegungsart, die Ihnen Freude bereitet.
- Zittern ist ein absolut niedrigschwelliges Angebot, um sanft und leicht aus der »Schmerzstarre« herauszukommen. Zittern macht sehr viel Freude und Spaß.
- Die Bewegungsart sollte zum Einstieg sanft und wohltuend sein.
- Beginnen Sie langsam und steigern Sie langsam, aber kontinuierlich Ihre Bewegungseinheiten.

- Stellen Sie sich ein individuelles Bewegungsprogramm zusammen und sorgen Sie für Abwechslung.
- Üben Sie regelmäßig, das ist besser als nur einmal und dann sehr intensiv.
- Setzen Sie sich realistische Ziele, überfordern Sie sich nicht.
- Führen Sie Ihre Schmerzdokumentation (s. Kap. 4, S. 98 ff.) durch. Es unterstützt Ihre Motivation, wenn Sie sehen, wie sich die Schmerzen verändern und Ihre Mobilität steigt.
- Achten Sie auf die Balance zwischen Aktivität und Passivität – zum Beispiel beim Zittern und Body Scan.

Faszien-Stress-Release: Zittern für einen gesunden Rücken

Die Faszien-Stress-Release-Methode lindert und löst Rückenschmerzen auf. Das unwillkürliche Zittern mit seinen positiven Folgen für Körper und Seele habe ich ausführlich beschrieben. Damit ist FSR ein neuer Baustein in der Bewegungstherapie für einen gesunden Rücken.

Auch wenn FSR hilfreich und heilsam bei Rückenschmerzen sein kann, muss es nicht unbedingt für Sie der richtige Weg sein. Es verhält sich ähnlich wie mit dem Thema »gesundes Essen«. Sie stehen vor einem ausgewogenen und vielfältigen Büfett. Es ist von allem etwas dabei. Jetzt müssen Sie entscheiden, was und wieviel Sie essen wollen. Sie greifen auf Erfahrungen und Wissen zurück. Sie wissen, was Ihnen schmeckt und was für Sie gesund und gut bekömmlich ist. Nur weil Spinat als sehr gesund gilt, werden Sie ihn nicht essen, wenn er Ihnen nicht schmeckt und Sie ihn nicht vertragen.

So ist es auch mit der Bewegungstherapie. Die sollte bei Rückenschmerzen auf jeden Fall stattfinden, genauso wie wir essen müssen. Was, wann, wo und wieviel Sie essen, entscheiden Sie. Das Wissen, dass und wie FSR hilft, erhalten Sie in diesem Buch. Ob es Ihnen bekommt, merken Sie, wenn Sie es ausprobieren. Viel Freude dabei!

Möglicherweise haben Sie Appetit auf ein neues Gericht, (um im Bild des Büfetts zu bleiben) aber Sie können das neue Gericht nur schwer verdauen, es bekommt ihnen nicht oder nur in sehr kleinen

Mengen, aber auf jeden Fall vertragen Sie es wunderbar, wenn Sie noch ein anderes Gewürz dazu tun.

Es kann auch sein, dass Sie mit der FSR-Arbeit Ihren Schmerz nicht oder nur wenig beeinflussen können. Das kann mit Ihrer Erkrankung zu tun haben, oder auch damit, in welcher nur bedingt veränderbaren Lebensrealität Sie aktuell leben. Vielleicht haben Sie einfach Freude am Zittern, dann tun Sie es.

8. Zittern gegen Rückenschmerzen – eine spezielle Behandlungsmöglichkeit und ihre positiven Wirkungen

Wenn ca. 20 kg Faszien durch neurogenes Zittern in Bewegung geraten, werden wir gleichzeitig auf körperlicher und seelischer Ebene bewegt und berührt. Manchmal geht das ganz schnell. Die Zuordnung in körperliche und seelische Bereiche in der Faszien-Stress-Release Arbeit ist mehr eine technokratische Einteilung, die für eine leichtere Verständlichkeit sorgt. Wir müssen uns klar machen, dass Mensch sein nicht erst das eine und dann das andere ist. Wir sind alles gleichzeitig und darüber hinaus noch sehr viel mehr. Der Satz von Aristoteles »Das Ganze ist mehr als die Summe seiner Teile« trifft dies gut.

Stellen Sie sich vor, Sie nehmen alle Teile eines Puzzles und mischen sie in einem Beutel zusammen. Dann haben Sie zwar alle Teile, aber Sie können nicht das ganze Bild erkennen. Den »Synergieeffekt« haben Sie erst dann erreicht, wenn Sie das Puzzle zusammengelegt haben. Im Gegensatz dazu könnten Sie aus allen Einzelteilen, Muskeln, Knochen und Faszien nie einen funktionierenden, vollständigen Menschen zusammenbasteln, da der lebende und funktionierende Mensch mehr ist als die Summe seiner Organe, Körperteile, Muskeln, Knochen und Faszien.

Neurogenes Zittern ist eine genetisch in uns angelegte Selbstregulationskompetenz. Jeder Mensch kann zittern und kann es selbstbestimmt auslösen, dosieren, regulieren und auch wieder stoppen – und profitiert davon!

Faszien und Muskeln werden durch die Vorübungen und das Zittern sanft und schonend in Bewegung gebracht. Spannungsenergie, die vor allem in den kontraktilen Zellen der Faszien gespeichert ist, wird abgebaut und löst dadurch die wohltuenden und angenehmen

Bewegungen wie zittern, vibrieren, schütteln usw. aus. Ein fast unmittelbares Wohlbefinden stellt sich ein. Das ist das Wirkungsprinzip: einfach und gut.

FSR ist eine schnelle und effektive stressregulierende Arbeit, die über die Stammhirnfunktion läuft und uns in kürzester Zeit heilsam reguliert und entspannter werden lässt. Die willkürlich ausgelösten unwillkürlichen Körperbewegungen und die bewussten achtsamen Körperwahrnehmungen werden als neue Körper-Erfahrung verknüpft und integriert.

Mit dem Bild des »Straßen-Verkehrssystems« kann die Wirkungsweise verständlich beschrieben werden. Durch FSR bringen wir viele unterschiedliche Fahrzeuge (Bewegung, Gefühle, Gedanken usw.) auf verschiedenen Straßen in Bewegung. Da Bewegungsautos schneller als die Schmerzautos sind und somit als erste im Gehirn ankommen, wird das Gehirn mit mehr Bewegungsinformationen versorgt als mit Schmerzinformationen. Wenn dann noch die Qualität der Bewegung (»ich werde einfach gezittert«) angenehme Gefühle auslöst und diese bewusst wahrgenommen werden, haben selbst die schnellsten Schmerzautos kaum noch eine Chance, als Gewinner im Gehirn anzukommen. Viele bleiben auf der Strecke und die Mautstraßen werden stillgelegt. Das ist der Aspekt, der den FSR-Therapieansatz innovativ und neuartig macht.

> Die positive Folge von Zittern für einen gesunden Rücken:
> Ein Ausstieg aus der Schmerzspirale beim unspezifischen Rückenschmerz ist möglich!

Faszien-Stress-Release für einen gesunden Rücken basiert auf einem Drei-Säulen-Prinzip

1. Körperübungen
2. Neurogenes Zittern
3. Körperachtsamkeitsübung

Die Wirkungsweise bezogen auf den unspezifischen Rückenschmerz ist durch das Durchführen aller drei Übungsbestandteile erklärbar. Diese Dreierkombination ist stärker wirksam als wenn jeder Übungsbaustein allein und unabhängig durchgeführt wird.

Zittern reduziert und löst Rücken-Schmerzen auf

Das Bindegewebe ist ausgesprochen empfänglich für Bewegung, Dehnen, Drücken, Ziehen und Kneten. Die leichten gymnastischen Vorübungen und das unwillkürliche Zittern, die Selbst-Interventionen z. B. der Selbstmassage, helfen dabei, dass das Bindegewebe elastischer wird und seine wichtigen Funktionen erfüllen kann. Stressbedingte Rückenschmerzen und psychosomatische generalisierte Körperschmerzen lösen sich auf.

Wenn der Köper ins Zittern kommt, werden sämtliche Faszien, alle Faszien- und Myofaszienschichten bis in die tiefsten Schichten aktiviert. Das geschieht am stärksten in der unteren Rückenfaszie und in der Schulter-Nackenfaszie. Selbst die tiefste Muskelschicht, das Endomysium, (s. Kap. 6, S. 147 f.) wird durch das neurogene Zittern mobilisiert. Experten gehen davon aus, dass es aktuell keine bessere Methode gibt, um das gesamte Fasziengewebe in Bewegung zu bringen und die dort gespeicherte Stressenergie zu lösen. Sie schätzen die »passive« Mobilisationsmöglichkeit der Endomysiumschicht als eine der stärksten Innovationen der FSR-Arbeit, die vor allem beim Auflösen von Schmerzen wie auch bei der Verletzungsprophylaxe und beim Leistungsaufbau bei Sportlern wichtig ist.

Bei Sport- und Muskelverletzungen helfen bereits minimale Faszienbewegungen, um den Heilungsprozess zu initiieren. Schon ein leichtes feines Vibrieren oder Zittern bei der FSR-Arbeit macht das möglich. »*Hier steckt immenses Potential im Bereich der Regeneration als Voraussetzung für eine Leistungssteigerung drin*«, konstatiert ein Sportwissenschaftler und Lauftrainer eines Fußballvereins aus der 1. Bundesliga.

Bei starken muskulären Verhärtungen können Betroffene selbst Maßnahmen ergreifen, um zur gewohnten Schmerzfreiheit, Beweglichkeit und Mobilität zurückzufinden.

- Beim Zittern wird die Schmerzreizschwelle durch den Abbau der Entzündungsbotenstoffe, die durch das Verfilzen und Verkleben des Fasziengewebes verstärkt produziert wurden, abgesenkt.
- Wenn Schmerzen durch die myofaszialen Verspannungen entstanden sind und sich durch das Zittern die Spannungsenergie in Form von Bewegung aus dem Fasziengewebe von selbst löst, finden heilsame Wirkungen statt:
  - Die Anzahl die kontraktilen Zellen wird geringer, sie werden dünner und kleiner und so entsteht mehr Platz im Fasziengewebe.
  - Der pH-Wert in der EZM wird basischer und macht die Lymphe dadurch flüssiger und gleitfähiger.
  - Die Lymphe fließt geschmeidiger und die Faszienschichten reiben beim Bewegen nicht mehr schmerzhaft aufeinander.
  - Die Nervenendigungen nehmen dadurch weniger Druck und Enge wahr, die Nozizeptionsreize reduzieren sich. Die Alltagsbewegungen gehen leichter und fühlen sich einfacher an. Eine entwickelte Schonhaltung wird automatisch aufgegeben und noch mehr Bewegung entsteht. Dadurch spüre ich ein lebendigeres Körpergefühl, da die Straßen für Bewegung nicht mehr verstopft sind. Es können vielfältigere Informationen aufgenommen und ans Gehirn weitergeleitet werden. Schmerzen reduzieren sich und sind nicht mehr im Fokus der Aufmerksamkeit.
- Die untere Rückenfaszie und die Schulter-Nackenfaszie sind mit Abstand die größten Faszien, die am meisten kontraktile Zellen im Gewebe besitzen. Diese Region wird durch das Zittern stark mobilisiert und die kontraktile Zelle in Bewegung gebracht. Das hat auf den Psoas Muskel Einfluss. Er wird geschmeidiger, die Gegenzugenergie in Richtung Aufrichtung benötigt weniger Kraft und das Spannungsverhältnis auf die Wirbelsäule nimmt ab – der Schmerz lässt nach. Der *»verfilzte-Dreier-Cocktail«* löst sich langsam auf. (s. Kap. 7, S. 179 ff., S. 184 f.)

- Die positiven Veränderungen im Körpererleben werden durch eine achtsamkeitsbasierte Körperwahrnehmungsübung gefestigt und integriert.
- Alte Verhaltensmuster, die sonst zu Schmerzen führten, können aktiv und selbstwirksam unterbrochen und selbst chronifizierte Schmerzmuster so Schritt für Schritt aufgelöst werden.
- Allein das Wissen, dass Sie selbstregulativ, eigenverantwortlich aktiv auf die Rückenschmerzen Einfluss nehmen können, reduziert möglicherweise schon das Schmerzempfinden. Sie lenken Ihre Aufmerksamkeit auf die Selbstverantwortung. Die Rolle des selbstverantwortlichen Behandlers verfestigt sich. Damit bringen Sie andere Fahrzeuge auf die Straßen, Sie schicken andere Reize (positive Gedanken über die Selbstwirksamkeit) über das Reizleitungssystem zum Gehirn.

Durch die FSR-Arbeit ist das wichtigste Therapieziel bei Rückenschmerz erfüllt – ich habe mich bewegt und ich habe mich bewegen lassen. Dadurch erhöht sich die körperliche Beweglichkeit und Belastbarkeit. Eine positive und aufsteigende Spirale setzt ein. Durch Bewegung lösen sich nun die Verklebungen und Verhärtungen, die sonst Rücken-Schmerzen verursacht haben, langsam auf und fast automatisch reduzieren sich dadurch die Schmerzen. Das wiederum mag die Seele; wir fühlen uns beschwingter, lebendiger und beweglicher. Es geht vieles wieder besser als vorher. Positive Gefühle wie Freude, Gelassenheit, Genuss und sogar Glück treten stärker in den Fokus, als es im Schmerzalltag der Fall war.

Neben der Schmerzreduktion hat das Zittern weitere positive Auswirkungen auf unsere Gesundheit. Wenn wir uns die Hauptaufgaben der Faszien vor Augen führen, (s. Kap. 6, S. 133 ff.), wird deutlich, dass die gesamte Faszienfunktionalität sich heilsam auf unsere körperliche und seelische Gesundheit auswirkt. Zittern stärkt die eigene Resilienz, stabilisiert das Immunsystem und erhöht die Körperwahrnehmung.

Zittern macht uns kraftvoll und lebendig – geschmeidig werden wie eine Katze

Wir absolvieren bei einigen Vorübungen leichte Mini-Federungen und bauen damit aktiv Spannung auf, die wir beim Zittern wieder entladen. Damit lösen wir die Spannung aus dem Gewebe und fördern die Geschmeidigkeit und bauen so unsere Bewegungskompetenz aus. Mit der Zeit erweitern und harmonisieren wir unsere alltäglichen Bewegungsabläufe.

Wir steigern unsere Elastizität und Dehnfähigkeit und spannen das myofasziale Netz (s. Kap. 6, S. 149 ff.) weit auf, damit können sich Körperlinien ausgleichen. FSR vitalisiert und aktiviert die Gewebeflüssigkeit, ein dynamisch-geschmeidiger Tonusausgleich ist die positive Folge.

Durch das Zittern funktioniert die Kraftübertragung wieder sehr viel besser; auch, weil wir den Katapulteffekt und die Bewegungsenergie effizient nutzen.

Die normale Bewegung geht einfacher, ist weniger anstrengend und braucht dadurch nicht mehr so viel Kraft. Ich spüre dieses Mehr an Kraft, und die Lebendigkeit der Alltagsbewegungen löst ein Gefühl von Freude und Leichtigkeit aus.

Gelöstes und lebendiges Bewegen steigert die Koordinationsfähigkeit. Auch das Ausüben von feinmotorischen Bewegungen oder Handgriffen geht leichter. Bewegungen können exakter ausgeübt werden. Nicht nur Handwerker (vom Herz-Chirurgen bis zum Goldschmied) oder Musiker (Bläser und Streicher) profitieren von einer sicheren und gut funktionierenden Feinmotorik.

Zittern ernährt uns gut und macht uns widerstandsfähiger

Wenn durch das Zittern das Fasziengewebe wieder lebendiger wird, wirkt sich das insgesamt auf eine ausgewogene und gut funktionierende Gerinnungs- und Ernährungsfunktion aus.

Der pH-Wert in der EZM reguliert sich, es sind weniger kontraktile Zellen im Fasziengewebe vorhanden, es entsteht mehr Platz, Enzyme, die den pH-Wert negativ beeinflussen, reduzieren sich. Eine intakte Gerinnung lässt das Blut im Normalfall ausreichend dünnflüssig sein und hilft dabei, dass es leichter im gesamten Herz-Kreislaufsystem fließt. Dadurch wird der Körper bis in die feinsten Kapillaren mit allem Lebensnotwendigen (Sauerstoff, Nährstoffe, Flüssigkeit, Enzyme, Hormone und Transmitter) gut versorgt und kann auf dem Rückweg den »Zell-Müll« und Krankheitserreger entsorgen. Eine optimale Stoffwechsellage und eine gute Nährstoffversorgung sind gegeben und das Herz muss sich weniger anstrengen. Bei einer Verletzung beginnt der Körper mit Hilfe des Fibrinogens mit den Reparaturarbeiten, verschließt Wunden, repariert Verletzungen und heilt uns. Regelmäßiges Zittern ist Gesundheitsprävention.

Zittern verbessert den Stoffwechsel und sorgt für eine gute Entgiftung

Die körperliche Entgiftung erfolgt über zwei Wege: Der »verstoffwechselte Zell Müll« wird (1.) aus den Zellen in das Fasziengewebe abgegeben und (2.) aus dem Fasziengewebe über die Blutbahnen in die Entgiftungsorgane Leber und Niere zur weiteren Verarbeitung weitergeleitet.

Da Zittern die Durchlässigkeit der Zellmembran verbessert, findet ein optimaler intra- und extrazellulärer Austauschprozess statt. Gifte und die Abfallprodukte werden besser entsorgt, und im Gegenzug kann die Zelle die Nährstoffe problemloser aufnehmen. Stresshormone werden abgebaut, über die Lymphe abtransportiert und anschließend über die Niere ausgeschieden. Die viszeralen Faszien (s. Kap. 6, S. 120, S. 137) der Entgiftungsorgane Leber und Nieren werden durch das neurogene Zittern gelöster, geschmeidiger und aktiver. Ihren Entgiftungsfunktionen können sie so optimal nachkommen.

Zittern steigert die Körperwahrnehmung

Durch das Zittern beginnt das gesamte Fasziengewebe optimaler zu arbeiten, eine lebendige und vielfältige Körperwahrnehmung ist die Folge. Die vielfältigen Arten der faszialen Informationsaufnahme (Interozeption, Proprioziption und Nozizeption (s. Kap. 6, S. 138 ff.))

und die folgende Reizverarbeitung werden auf den gesamten Körper ausgeweitet.

Die Nervenfasern können mit genügend Platz im Gewebe die Beweglichkeit, Leichtigkeit und Schmerzfreiheit und vieles mehr spüren; das wiederum führt meistens zu freudigen und glücklichen Alltagsmomenten. Ganz automatisch kommen wir wieder stärker mit uns selbst in Kontakt und das Erleben wird differenzierter – die Folge ist eine ausgeprägte und stimmige Köperwahrnehmung.

Zittern bringt Schlaf, Ruhe und Entspannung

Chronische Rückenschmerzen und Stress können Ursache und Auslöser für Schlafstörungen sein. Durch das Zittern entspannen wir uns, und die einzelnen Teile des autonomen Nervensystems (ANS) können ausgeglichener zusammenarbeiten. Der Sympathikus ist nicht mehr so stark aktiviert, Energie und Spannung bauen sich ab. Dadurch kann der Parasympathikus als Gegenspieler stärker wirken. Die Eigenschaften des Parasympathikus bringen uns in einen tieferen und geruhsamen Schlaf, lassen uns tiefer entspannen und verdauen – wir regenerieren und erholen uns nachts nun viel besser. Wenn wir wieder Phasen haben, in denen wir länger und tiefer schlafen können und uns dabei stärker erholen, erhöht sich fast automatisch unsere Widerstandsfähigkeit gegen Stress.

Zittern optimiert bei Sportlern den Leistungsaufbau und ist eine gute Verletzungsprophylaxe

Sportler nutzen das Zittern aus vielen Gründen: Zittern als reine Entspannungstechnik nach einem langen anstrengenden Trainingstag, auf dem Rücken liegen, nichts mehr leisten und einfach zittern. Es ist einfach, wohltuend, macht Spaß.

Durch die FSR-Arbeit wird die Muskulatur entspannter, die Faszien werden und bleiben weich und die Beweglichkeit nimmt zu. Das alles wiederum sorgt für mehr Leistungsvermögen und Elastizität im Bewegungsapparat. Der Stoffwechsel, die Durchblutung und die Dehnfähigkeit werden gesteigert. Der Regenerationsprozess nach dem Sport verstärkt sich und schützt Sportler nach starker Belastung vor Muskelkater, da bei der Muskelentspannung gleichzeitig ein beschleunigter Abtransport von Stoffwechselabbauprodukten erfolgt. Automatisch wird die Seele beeinflusst und Gefühle werden zusammen mit der Spannungsenergie gelöst und wieder spürbar. Darüber hinaus schult das Zittern die Propriozeption – die Eigenwahrnehmung und Reaktionsfähigkeit. Das geschieht zum einem durch das Vorstellen der Bewegungen vor und nach der realen Bewegung.

Die Prinzipien der FSR-Arbeit, »Alles ist immer richtig« und »Ich werde bewegt und muss mich nicht anstrengen«, sprechen insgeheim auch sehr viele Leistungssportler an. Gestresste Sportler bauen so einfach ihre Spannung ab, finden eine allgemeine Entspannung, regenerieren muskulär und faszial schneller, spüren weniger Muskelkater und bauen danach schneller wieder Leistung auf. Wenn Sportler regelmäßig zittern, ist es ein wirksames und einfaches Instrument, das neben den schon erwähnten Effekten vor allem auch der Verletzungsprophylaxe dient.

Zittern fördert die Resilienz

Resilienz ist die psychische Widerstandsfähigkeit, die es uns ermöglicht, schwere Krisen und Belastungen unter Rückgriff auf persönliche und soziale Ressourcen zu bewältigen, dabei gesund zu bleiben und eine persönliche Entwicklung aktiv zu gestalten.

Das Leben mit chronischen unspezifischen Rückenschmerzen kann Menschen in Krisen stürzen – resiliente Menschen arbeiten aktiv an ihrer Gesundheit. Die Faszien-Stress-Release-Arbeit ermöglicht Ihnen auf zweierlei Ebenen eine Resilienzstärkung:

1. Sie haben die körperlichen und seelischen positiven, hilfreichen Eigenschaften von Zittern und FSR gelesen und in der Praxis erlebt. Über diesen Weg werden Sie widerstandsfähiger.
2. Mit Hilfe des aktuellen Wissens, der Erklärungsmodelle und Wirkungshypothesen über die Zusammenhänge in der FSR-Arbeit können Sie (allein oder mit Unterstützung) eine resilienzförderliche Grundhaltung zu einer belastenden Lebensrealität (Krise), die durch chronischen Rückenschmerz gekennzeichnet ist, entwickeln.

Resiliente Menschen bewältigen schwere Krisen und bleiben gesund! In der Resilienzforschung ist bekannt, dass für uns Menschen ein spürbar gut ausgeprägtes Kohärenzgefühl die Basis vor allem für die seelische Gesundheit darstellt.

Salutogenese vs. Pathogenese für einen gesunden Rücken

Viele Therapieansätze in der Medizin folgen dem Konzept der Pathogenese. Deren zentrale Forschungsfrage lautet: Wie entsteht Krankheit, was macht uns krank und wie kann ich das verhindern? Das Verhalten von Menschen richtet sich nach diesem Erkenntnisgewinn auf die Therapie von Krankheiten und auf Prävention aus.

Bei chronischen unspezifischen Rückenschmerzen bedeutet das: behandeln von Rückenschmerzen; vermeiden von Rückenschmerzen, damit diese die Lebensqualität nicht zu sehr einschränken und Schmerzen verursachen, und vorbeugen.

Wie bleibe ich trotz ständigem Rückenschmerz gesund?

Gesundheit entsteht aber nicht allein durch das Vermeiden von Risikofaktoren und die Behandlung von Krankheit. Der israelische Medizinsoziologe Aaron Antonovsky (1923–1994) bereicherte die Medizinforschung mit seinem Konzept der Salutogenese: Kernstück hier ist die zentrale Forschungsfrage: »Wie entsteht Gesundheit und was hält uns Menschen trotz Belastungen und kritischen Lebensereignissen gesund?« Krankheit und Gesundheit sind keine Zustände, sie kennzeichnen die Endpunkte zweier Pole innerhalb eines Kontinuums. Alltägliches Leben ist dynamisch und wechselhaft. Es gibt belastende Faktoren und schützende, die uns helfen, die täglichen Herausforderungen zu bewältigen und unsere Gesundheit immer wieder herzustellen.

Für ein gutes Leben trotz Rückenschmerz sind Stressprävention und Resilienzstärkung notwendig

Um die Gesundheitswaage aktiv zu balancieren und die Verhältnismäßigkeit der Waagschalen zueinander zu beeinflussen, ist das Wissen um die Fragestellung »Was hält mich gesund?« von zentraler Bedeutung. Im dynamischen Alltagsleben ist heute beides notwendig – die Gesundheitsfaktoren zu stärken und vor Risikofaktoren zu warnen.

Das Bild der Gesundheitswaage zeigt deutlich: Je mehr Gesundheitsgewichte in der linken Schale »Was hält mich gesund?« (Salutogenese) liegen, desto weniger fällt die rechte Waagschale »Was stresst mich?« (Pathogenese) ins Gewicht.

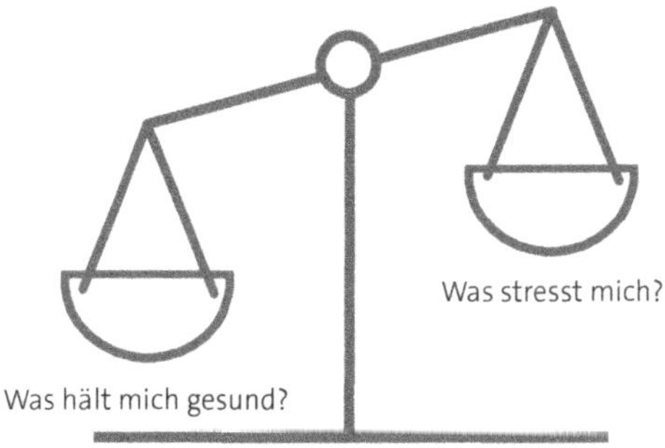

Die Gesundheitswaage zeigt an, wie die Faktoren, die mich gesund halten, und die Faktoren, die mich stressen, in Balance stehen

Eine resiliente Grundeinstellung bei Schmerz verhilft zu Kohärenz und darüber zur Gesundheit

Die Bewältigungsressourcen beschreibt Antonovsky in seinem Modell des Köhärenzsinns. Der Kohärenzsinn ist die Empfindungsfähigkeit von uns Menschen für die stimmige Verbundenheit mit uns selbst und dem sozialen Umfeld. Er definiert das Gefühl der Zufriedenheit und Zugehörigkeit, stellt eine allgemeine Orientierung dar und drückt gleichzeitig auch ein dynamisches und dauerhaftes Gefühl des Vertrauens aus. Der Kohärenzsinn wird erlernt und entwickelt sich in der Regel bis zum jungen Erwachsenenalter. Er setzt sich aus den Komponenten Verstehbarkeit, Handhabbarkeit und Sinnhaftigkeit zusammen.

- Verstehbarkeit: Die Fähigkeit, Zusammenhänge herzustellen zwischen den Geschehnissen, die das Leben bereithält; Wahrnehmung der eigenen Wirksamkeit.
- Handhabbarkeit: Überzeugung, den Verlauf von Ereignissen durch eigenes Tun angemessen beeinflussen zu können; Glaube an die Wichtigkeit und den Wert der eigenen Person sowie dessen, was man tut. Aufgaben lassen sich bewältigen.

- Sinnhaftigkeit: Die Überzeugung, dass alles im Leben durch ständige Veränderung gekennzeichnet ist und nicht durch momentane Stabilität. Aufgaben im Leben haben einen Sinn.

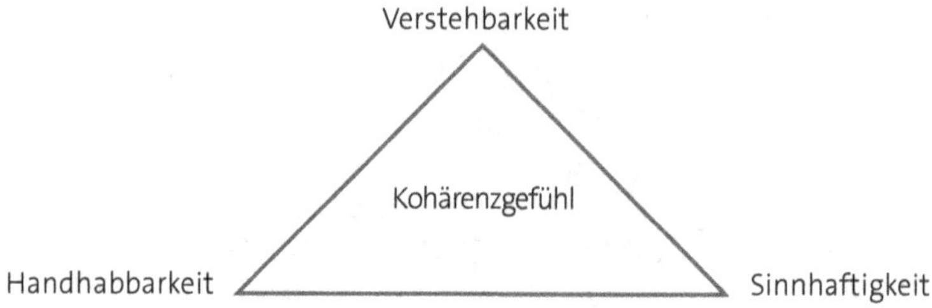

Das Kohärenz-Dreieck nach Antonovsky beschreibt die drei Grundeinstellungen resilienter Menschen

Nutzen Sie das Kohärenzmodell als ein Analysewerkzeug zum Aufspüren Ihrer persönlichen Belastungsmomente sowie Ihrer Ressourcen, Kompetenzen und Fähigkeiten im Umgang mit stressigen und belastenden Lebenssituationen, z. B. bei chronischem Rückenschmerz.

Wenn Sie jede Antwort mit einer Schulnote bewerten, erhalten Sie eine erste Einschätzung, wie gut Ihr Kohärenzgefühl derzeit ausgeprägt ist.

Sind viele Antworten auf der Notenskala 5–6, wird es Ihnen in Ihrem Leben mit Rückenschmerz nicht gut gehen. Sie fühlen sich nicht gesund. So ist es möglicherweise ein Ziel, neben der Schmerzreduktion daran zu arbeiten, wie Sie trotz Rückenschmerzen ein für sich gutes und gesundes Leben führen können.

Wenn Sie die Noten 1–2 verteilt haben, werden Sie zu der Personengruppe gehören, die trotz Rückenschmerzen in ihrem Leben ein Erleben von Gesundheit und Wohlbefinden haben, trotz Rückenschmerz stimmig mit sich sind.

1. Wie kann ich mein Leben trotz Rückenbeschwerden positiv beeinflussen?
2. Welchen Sinn hat es in meinem Leben, dass ich mich um die Rückenschmerzen kümmern muss?

Diese Frage kann auch umfassender verstanden werden. Welchen Sinn macht es in meinem Leben, dass ich mich aktuell z. B. um die Rückenschmerzen kümmere? Wozu kann das gut sein? Was habe ich davon?

3. Wieso habe ich ständig Rückenschmerzen? Beginne ich zu verstehen, warum ich Rückenschmerzen habe?

Wenn Sie diese wichtigen »Warum-Fragen« gut und wertig beantworten können, haben Sie damit das Fundament für ein stabiles Kohärenzgefühl gelegt. Meist braucht es etwas Zeit, gute Antworten auf diese Fragen zu finden, aber selbst wenn sie im ersten Moment nicht wirklich befriedigend ausfallen, haben Sie einen Ansatzpunkt, gute Antworten zu suchen und können Ihr Handeln daran ausrichten.

Wie finde ich gute Antworten?

Wenn Sie achtsam, ehrlich und freundlich mit sich selbst sind, finden Sie häufig allein heraus, welches Bedürfnis fehlt oder zu kurz kommt. Ist es der Mangel an Anerkennung oder Wertschätzung oder das Bedürfnis nach sinnvoller und wertiger Arbeit, nach Selbstbestimmung, Autonomie oder Zugehörigkeit, das zu kurz kommt? Oder ist es gar ein Grundbedürfnis wie das Bedürfnis nach Schlaf, Ruhe und Entspannung, Schmerzfreiheit, das nicht befriedigt ist?

Manchmal finden wir selbst keine Antworten auf die Fragen. Auf der Suche nach Antworten helfen Gespräche. Interessierte, offene Fragen von wohlwollenden Menschen, Partnern oder guten Freunden, manchmal auch von Coaches oder Psychotherapeuten. Gute Fragehelfer unterstützen den eigenen Suchprozess nach den Stressoren, Gefühlen und Bedürfnissen und helfen beim Entwickeln von nachhaltigen Lösungsideen.

Dann lassen z. B. ein nörgelnder Kunde, quengelnde Kinder oder Kollegen oder die aktuellen Überstunden im Projekt den Rücken nicht stressbedingt schmerzen. Darüber hinaus ist dies die Basis für die psychische Gesundheit.

Stellen Sie eigenverantwortlich sicher, dass Sie gute Antworten (Gesundheitsgewichte für die Gesundheitswaage) auf Ihre Fragen finden und dass die Beurteilung Ihrer Kohärenzparameter gut bis sehr gut ausfällt. Dann bleiben Sie auch trotz Rückenschmerzen gesund.

Das Wissen über FSR verhilft zur Resilienz

Haben gestresste Menschen unwillkürliches Körperzittern zunächst sogar als Schwäche gesehen, verstehen sie durch FSR, dass das neurogene Zittern kein Zeichen von Schwäche ist. Zittern ist eine immer existente, selbstregulative, auf Homöostase, auf die Aufrechterhaltung eines Gleichgewichtszustandes ausgerichtete Körperfunktion, die sie selbst eigenverantwortlich initiieren, regulieren, selbstbestimmt dosieren und wieder beenden können. Sie wissen, warum der Körper einfach zittern kann, was beim Zittern im Körper passiert und dass Zittern den Körper heilt.

Indem Sie über den Sachverhalt Bescheid wissen, warum dieses Zittern im Körper genetisch vorhanden ist und welche Wirksamkeit es hat, können Sie diese vielleicht zunächst »etwas fremde« Körperarbeit Zittern besser aktiv auslösen, um auf den unterschiedlichen Ebenen eine Selbstheilung, Schmerzlinderung, Entspannung zu erfahren.

Mit Faszien-Stress-Release-Arbeit in Theorie und Praxis können Sie eines der wichtigsten Gefühle bei der eigenverantwortlichen Gesundheitsfürsorge herstellen: Sicherheit und Vertrauen. Sie können Zittern aktiv auslösen und beeinflussen, es macht Sinn in Ihrem Leben, und Sie verstehen, was und warum es passiert. Wenn wir uns die persönlichen »Warum-Fragen« wertig beantworten können, schaffen wir damit ein eigenes Fundament für das Kohärenzgefühl, welches die Basis vor allem für die seelische Gesundheit ist. Mit FSR können Sie eigenverantwortlich und selbstregulierend auf Ihre körperliche und seelische Gesundheit heilsam Einfluss nehmen.

9. Fragen und Antworten

Was mache ich, wenn …

… ich nicht alle Übungen so durchführen kann wie beschrieben?

Im Kapitel 4 habe ich zu jeder Übung Varianten beschrieben. Versuchen Sie es zunächst so. Vielleicht haben Sie sogar eine Idee, wie Sie selbst die Übung variieren oder durchführen können. Wenn eine Übung im Moment gar nicht geht, dann lassen Sie sie zunächst einfach weg. Vielleicht versuchen Sie es zu einem späteren Zeitpunkt, oder Sie lassen sie ganz weg. Das ist nicht schlimm.

… ich Schmerzen bei den Übungen oder beim Zittern bekomme?

Wenn Sie neue, akute Schmerzen durch das Üben oder Schütteln bekommen, dann ändern Sie Ihre Position so gut es geht, so dass die neu aufgetretenen Schmerzen sich auflösen können. Das Prinzip ist ganz einfach. Mit Ihren alten Schmerzen können Sie die Übungen machen, aber es sollten keine neuen auftreten. Wenn die neuen Schmerzen durch die Positionsveränderung nicht aufhören, beenden Sie die Übung.

… ich im Stehen an der Wand nicht ins Zittern komme?

Wenn Sie alle Übungen gemacht haben und an der Wand zunächst nicht ins Schütteln kommen, dann ist das überhaupt nicht nachteilig. Manchmal braucht der Körper etwas Zeit. Führen Sie trotzdem jedes Mal die Übungen an der Wand durch und bleiben Sie freundlich mit sich.

… einen akuten Bandscheibenvorfall habe – ist Zittern erlaubt oder wie lange sollte ich pausieren?

Bei einem akuten Bandscheibenvorfall empfehle ich, zunächst den Behandlungsplan mit dem Orthopäden und den Physiotherapeuten abzustimmen. In sehr vielen Fällen ist Bewegung nützlich und wohltuend. Wenn Sie unsicher sind, besprechen Sie die Vorübungen und das Zittern mit Ihren Behandlungsexperten.

Sie müssen unterscheiden zwischen den vorbereitenden Übungen und dem eigentlichen Zittern. In Akut-Phasen empfehle ich, die Zitter-Position an der Wand nicht zu machen, sondern lediglich das Liegen auf dem Boden.

Machen Sie alle Vorübungen, die Ihnen angenehm sind und keine neuen Schmerzen verursachen. Alles ist erlaubt, um in das wohltuende Zittern zu kommen.

Sorgen Sie für maximalen Komfort auf dem Boden. Decken, Kissen, Handtücher – alles ist erlaubt, um eine bequeme Start-Position im Liegen zu finden. Achten Sie beim Zittern darauf, dass Sie jederzeit selbstbestimmt regulieren, dosieren (verstärken und abmildern) und beenden können. Falls Sie in einer akuten Phase Schmerzmedikamente nehmen, um in Bewegung zu kommen oder zu bleiben, zittern Sie zunächst 2–3 mal pro Woche 10–15 Minuten, auch wenn Sie beim Zittern schmerzfrei sein sollten. Spüren Sie nach, ob sich mit nachlassender Medikamentenwirksamkeit Ihr Schmerzempfinden später verändert und regulieren Sie dementsprechend die Zitter-Übe-Zeit.

Gerade das leichte »passiv« Bewegt werden löst bei vielen Bandscheibenpatienten ein schönes, wohltuendes und angenehmes Gefühl aus.

… ich zur Zeit Schmerzmedikamente einnehme?

Nehmen Sie Ihre Medikamente, wie mit Ihrem Arzt besprochen, weiterhin ein.

Regelmäßiges Üben und Zittern führt bei einer Vielzahl von Schmerzpatienten zur Unterbrechung des Schmerzgedächtnisses. In ärztlicher Absprache können so Schmerzmedikamente reduziert werden.

Wie oft sollte ich üben?

Ich empfehle anfangs zwei- bis dreimal pro Woche jeweils 15 bis 20 Minuten. Später können Sie variieren, die Frequenz erhöhen oder auch die Übungseinheiten verlängern. Jedes Üben führt dazu, dass Spannungen gelöst werden. Ihrem Körper gefällt das zu jedem Zeitpunkt.

Wann sollte ich am besten schütteln?

Bei manchen Menschen lösen die Übungen ein Gefühl von Ruhe, Müdigkeit, Entspannung aus. Dann machen Sie es abends, idealerweise vor dem Einschlafen. Bei anderen Menschen wirkt es energiefördernd. Hier ist es besser, die Übungen am Tag zu machen. Und manchmal kann ich weder das eine noch das andere wahrnehmen. Auch das ist völlig akzeptabel. Dann führen Sie die Übungen am besten durch, wann es in Ihren Alltag passt.

Was bedeutet starkes oder leichtes Zittern?

Wenn das Schütteln stark ist, kann es ein Indikator dafür sein, dass sich die Spannungen aus den großen Fasziensträngen (myofaszialen Leitbahnen) und den darunterliegenden Muskeln im Körper lösen. Diese Spannungsblockaden erzeugen zunächst ein starkes Schütteln, bis sie beginnen, sich aufzulösen. Danach kann die Energie leichter fließen, und es können feinere Bewegungen entstehen.

Achtung: Hier gilt wieder das Prinzip der Absichtslosigkeit. Bewerten Sie nicht die verschiedenen Intensitäten Ihrer Schüttelbewegungen. Alle Bewegungen sind wichtig und lösend, sowohl die groben und starken wie auch die kleinen und feinen Vibrationen.

Verbessert FSR meinen Schlaf und dadurch meine Widerstandsfähigkeit?

Der Körper weiß unter normalen Umständen instinktiv, wann und wie ich schlafengehe. Schlafstörung ist ein Symptom und deutet darauf hin, dass mein Körper aus dem Gleichgewicht geraten ist. Stress, Spannungen und Ängste in unserem Leben können Ursache und Auslöser für die Schlafstörungen sein.

Durch das Schütteln entspannen wir uns, und die Teile des autonomen Nervensystems (ANS) können ausgeglichener zusammenarbeiten. Der Sympathikus ist nicht mehr so stark aktiviert, und Energie und Spannung bauen sich ab. Dadurch kann der Parasympathikus als Gegenspieler stärker wirken. Die Eigenschaften des Parasympathikus bringen uns in einen tieferen und geruhsamen Schlaf, lassen uns tiefer entspannen und verdauen – wir regenerieren und erholen uns nachts nun viel besser. Wenn wir wieder Phasen haben, in denen wir länger und tiefer schlafen können und uns dabei stärker erholen, erhöht sich fast automatisch unsere Widerstandsfähigkeit gegen Stress.

Warum fühlen sich so viele Menschen nach dem Zittern einfach wohler?

Durch die Körperübungen aktivieren und entspannen wir unsere Faszien und Muskeln. Ein großer Teil unserer Spannung liegt im Becken, im unteren Rücken und im Hals-, Nacken- und Schulterbereich. Wenn durch das Zittern in diesen Körperregionen Spannung verringert oder sogar aufgelöst wird, erhält unser Gehirn weniger Schmerzsignale. Das wiederum heißt für den Körper als Information: Es herrscht weniger Stress. Andere Hormone und Botenstoffe werden vermehrt ausgeschüttet und können in unserem Körper zur Heilung beitragen.

Dank

Damit ein neues Buch entstehen kann, braucht es sehr viele Menschen, die dazu beitragen. Allen ein großes Dankeschön!

Gute Ideen, nützliches Wissen und Neues kämen nicht in die Welt, wenn es keinen Buch-Verlag gäbe, der ein Buch druckt, veröffentlicht, bewirbt und verkauft.

Ich bin dem Klett-Cotta Verlag für das entgegengebrachte Vertrauen sehr dankbar, erneut ein Buchprojekt mit mir zu realisieren.

Mein persönlicher Dank geht an meinen Lektor, Dr. Heinz Beyer, der mich immer unterstützt und ein offenes Ohr und Zeit für mich hat, egal welche Fragen oder Ideen ich habe und hatte. Er bestärkte mich immer, weiter zu machen und ein neues Buch zu schreiben. Frau Rosel Müller danke ich für ihre fachkompetente und herrliche feinfühlige Art, meine »schräge süddeutsche Falschgrammatik« und Schachtelsätze in eine leicht lesbare Art zu verwandeln, ohne meinen Stil zu verändern. Großartig!

Herr Axel Mack aus dem Bereich Marketing und Presse hat es wunderbar verstanden, den Inhalt in eine einladende und ansprechende Form zu bringen und ein sehr schönes Cover zu gestalten.

Freunde und Familie hatten einen wichtigen Beitrag während meines Buchprojektes. Sie leisten so viel, sind da und sie unterstützen mich. Christian, mein Mann, lässt mich einfach schreiben; meine Tochter Sophie versorgte mich mit kritischen Fragen, fundierten Diskussionen und Feedback zu den Übungen. Danke.

Meinen Lehrerinnen und Lehrern, die mich im Bereich der Körper und Faszienarbeit und in der Mediation aus- und fortgebildet haben, möchte ich danken.

Mein besonderer Dank gilt Dr. David Berceli, bei dem ich meine langjährige TRE-Ausbildung absolviert und viel gelernt habe. Anja Scheffler, Physiotherapeutin und Dozentin im Bereich der Faszienarbeit, eine kompetente Faszien-Fachfrau, hat mich fachkundig beraten und inhaltlich sehr schön korrigiert.

Andrea Asweh, eine erfahrene Physiotherapeutin u. a. in der Faszientherapie (FDM) danke ich für ihre Zeit des fachlichen Korrekturlesens.

Dagmar Dahl, eine psychologische Psychotherapeutin und Freundin hat sehr aufmerksam und genau gelesen und Veränderungsideen eingebracht. Ihr danke ich besonders für die leichten Formulierungen für manches Schweres. Kompetent und empathisch, wie bei ihrer Arbeit.

Der Hauptteil der Anleitung und die Gedanken zur Grundhaltung über die Art des Übens bei der Körperwahrnehmung und der Achtsamkeitspraxis stammen aus meinen Mitschriften und meiner Praxiserfahrung, die ich selber auf vielen Meditationsretreats in den Jahren meiner Achtsamkeitspraxis gesammelt und aufgeschrieben habe.

Meine Lehrerinnen und Lehrer sind:

Renate Seifarth, Akincano M. Weber, Sayadaw Ven. Vivekanada.

Allen möchte ich ausdrücklich danken für die wunderbaren, klugen, hilfreichen, freundlichen und aufmunternden Belehrungen und die persönliche Begleitung auf meinem Weg der Achtsamkeitspraxis.

Inzwischen gibt es zu dem Thema sehr viel Material. Der Einfachheit halber verweise ich auf die deutsche MBSR Dachgesellschaft https://www.mbsr-verband.de

In der Literaturliste sind die Internetseiten der hier erwähnten Lehrerinnen und Lehrer aufgeführt. Auf deren Webseiten stehen weitere fundierte und nützliche Literaturlisten und Quellenangaben sowie Audioaufnahmen von Vorträgen und Praxisanleitungen.

Wenn Sie im Internet stöbern, finden Sie viele Audioaufnahmen zum Body-Scan, es gibt inzwischen verschiedene kostenlose Achtsamkeits-Apps, die neben Mediationsanleitungen auch geführte Body-Scan Anleitungen beinhalten. Suchen Sie sich die Varianten heraus, die für Sie passend sind. Aus diesem Grund finden Sie hier in dem Buch lediglich eine schriftliche Variante.

Weitere Wegbegleiter

Sabrina Rabow, eine wunderbare Kollegin, ihr danke ich für ihre stetige Ermutigung, einfach so zu schreiben, wie ich im persönlichen Gespräch rede, frage und erkläre. Ihr PR- und Marketingsachverstand ist einfach so selbstverständlich in das Buchprojekt mit eingeflossen. Ich fühle mich reich beschenkt – Danke.

Prof. Dr. Ruthard Stachowske, ein erfahrener Systemiker in Praxis, Lehre und Forschung, hat mich immer unterstützt und bestärkt, meinen eigenen Weg weiterzugehen. Vielen Dank.

Mein Dank gilt auch den Menschen, die ich nicht persönlich kenne, die aber zum Gelingen des Buches beigetragen haben. Der Grafikerin Christa-Maria Berger danke ich für die Zeichnungen, die sie für das Buch entworfen hat. Sie sind einladend und leicht, einfach und stimmen heiter.

Ich danke allen Autorinnen und Autoren, die ich im Literaturverzeichnis erwähne. Sie alle sind großartige Expertinnen und Experten ihres Faches. Ihre Forschungen und ihre Publikationen sind ein Fundament meiner Faszien-Stress-Release-Arbeit. Ich habe viel von ihnen gelernt und verstehe immer mehr über den »Körper Mensch« und habe Demut entwickelt und erkannt, dass noch so wenig bekannt ist und Vorsicht vor monokausalen Absolutheitsaussagen geboten ist.

Allen Menschen, die an meinen Workshops, Übungsgruppen, Fortbildungen und Vorträgen teilgenommen haben und auch allen Übenden gilt mein Dank. Ich bin den Menschen, die mein erstes Buch gekauft haben, für die Rückmeldungen, Ideen und Fragen dankbar. Sie alle haben mich ermutigt, mein Wissen zu Zittern und Rückenschmerz in einem neuen Buch zu veröffentlichen.

Literaturverzeichnis

Balke-Holzberger, Ulrike (2018): Zittern Sie sich frei! Klett-Cotta.

Brähler, Elmar/Herzog, Wolfgang (2018): Sozialpsychosomatik. Das vergessene Soziale in der Psychosomatischen Medizin. Schattauer Verlag.

Van Gorkom, Nina (1997): Abhidahamma im Alltag. Stiftung für Studium und Verbreitung des Dhamma.

Henderson, Julie (2014): Das Buch vom Summen. The Hum Book. AJZ Verlag, 2. Auflage.

Henderson, Julie (2014): Embodying Well-Being. AJZ Verlag, 5. Auflage.

Kulbarz, Vimalo (2013): Wege zur inneren Freiheit. Über innere Entwicklung und Verwandlung. Verlag Beyerlein & Steinschulte.

Kornfield, Jack & Goldstein, Joseph (2006): Einsicht durch Meditation. Die Achtsamkeit des Herzens. Arbor Verlag.

Levine, Peter A. (2012): Sprache ohne Worte. Kösel Verlag, 3. Auflage.

Lenk, Elisabeth (1970): Die unbewußte Gesellschaft. Über die mimetische Grundstruktur in der Literatur und im Traum. Matthes und Seitz.

Lowen, Alexander (1988): Körperausdruck und Persönlichkeit. Kösel Verlag, 3. Auflage.

Maier, Christoph/Diener, Hans-Christoph / Bingl, Ulrike (Hg.) (2016): Schmerzmedizin. Interdisziplinäre Diagnose- und Behandlungsstrategien. Urban & Fischer/Elsevier, 5. Auflage.

Myers, Thomas W. (2010): Anatomy Trains. Myofasziale Leitbahnen. Urban & Fischer, 2. Auflage.

Paoletti, Serge (2011): Faszien: Anatomie, Strukturen, Techniken, Spezielle Osteopathie. Elsevier GmbH, Urban & Fischer, 2. Auflage.

Riemann, Fritz (1994): Grundformen der Angst. Eine tiefenpsychologische Studie. Ernst Reinhardt Verlag.

Sayadaw U Pandita (1999): Im Augenblick liegt alles Leben. Scherz Verlag.

Schiltenwolf, Marcus / Hennigsen, Peter (Hg.) (2018): Muskuloskelettale Schmerzen. Erkenne und behandeln nach biopsychosozialem Konzept. Schattauer Verlag, 2. Auflage.

Schleip, Robert (2019): Faszien in Sport und Alltag. Riva Verlag.

Schleip, Robert (2014): Faszien Fitness. Riva Verlag.

Schleip, Robert (2014): Lehrbuch Faszien. Grundlagen – Forschung – Behandlung. Urban & Fischer / Elsevier, 1. Auflage.

Schleip, Robert (2004): DO-Deutsche Zeitschrift für Osteopathie. Hippokrates Verlag, (1) 2004.
Selye, Hans, Kerner, Fred (ohne Jahr): Stress bedroht unser Herz. Verlag Goldmann Medizin.
Slomka, Gundula (2014): Faszien in Bewegung. Meyer & Meyer Verlag, 2. Auflage 2014.
Stecco, Carla: Functional Atlas of the Human Fascial System. Churchill Livingstone.
Suslik, Dominik / Seifert Sascha (2016): Training und Therapie mit dem Flossband: Leistungssteigerung, Verletzungsprävention und Schmerzreduktion durch Vitality Flossing. Meyer & Meyer Sport Verlag.
Tesarz, Jonas (2018): Psychosomatik in der Schmerztherapie. Klett-Cotta.
Wilke, Jan (2016): Die Bedeutung myofaszialer Ketten für das Bewegungssystem unter besonderer Berücksichtigung des mechanischen Krafttransfers. Inauguraldissertation; Johann Wolfgang-Goethe-Universität, Frankfurt am Main.

Artikel

Dtsch Arztebl Int 2016; 113: 223–34; DOI: 10.3238/arztebl.2016.0223
Casser, Hans-Raimund; Seddigh, Susann; Rauschmann, Michael
Nationale VersorgungsLeitlinie: Nicht-spezifischer Kreuzschmerz. Langfassung. 2. Auflage, 2017. Version 1 AWMF-Register-Nr.: nvl–007

Links

Achtsamkeit:

MBSR-MBCT Verband: https://www.mbsr-verband.de

Schmerz und Rücken:

Deutsche Schmerzliga: https://schmerzliga.de
Programm für nationale Versorgungsleitlinien: https://www.leitlinien.de/nvl/html/kreuzschmerz/kapitel-1

AchtsamkeitslehrerInnen:

Renate Selfarth: https://www.renateseifarth.de
Akincano: https://www.akincano.net
Bodhy College: https://bodhi-college.org/de/
Lumbini Center: http://www.panditarama-lumbini.info

Über die Autorin

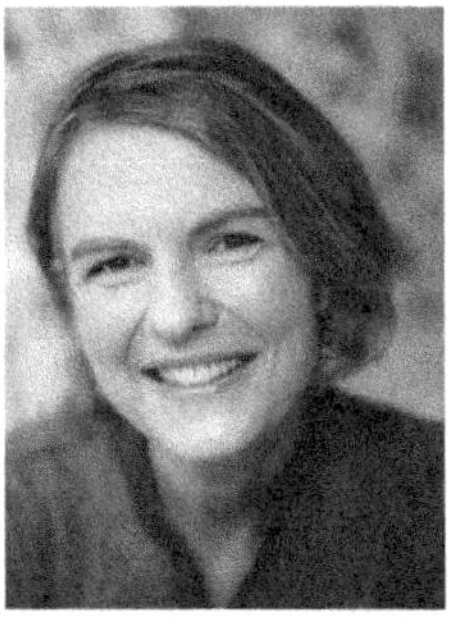

© privat

Ulrike Balke-Holzberger ist als systemische Familientherapeutin und Coach in eigener Praxis in Hannover niedergelassen. Als Organisationsberaterin arbeitet sie seit vielen Jahren im Betrieblichen Gesundheitsmanagement mit den Schwerpunkten Gesundheit, Führung und Salutogenese; Digitalisierung und Agilität; Entspannung, Bewegung und Rückenschmerz; Resilienz – Psychische Gesundheit; Stressmanagement und Achtsamkeit.

Nachdem sie das neurogene Zittern selbst kennengelernt hat, war sie vom ersten Moment an von der Wirksamkeit und Leichtigkeit der körperlichen Selbstregulation begeistert. Aus- und Weiterbildungen auf den Gebieten der körperbasierten Selbstregulation und der Faszienbehandlung folgten. Seit über 10 Jahren arbeitet sie vor allem mit (Rücken) Schmerzpatienten, mit Menschen, die Stress haben, und mit Leistungssportlern. Eine achtsamkeitsbasierte Grundhaltung prägt heute ihre gesamte Arbeit. Die Gesundheit von Menschen zu erhalten oder wiederherzustellen, ist ihr Grundanliegen. Sie führt bundesweit regelmäßig Workshops, Einzeltrainings und Business-Veranstaltungen zu FSR (Faszien-Stress-Release) durch, hält Vorträge auf nationalen und internationalen Kongressen, bildet Ärzte und Psychotherapeuten aus und publiziert zum Thema Rückenschmerzen und Stress.

Kontakt: www.fsr-deutschland.de

Ulrike Balke-Holzberger

Zittern Sie sich frei!

Mit Faszien-Stress-Release Verspannungen, Ängste und Schmerzen auflösen

144 Seiten, broschiert, mit zahlreichen Abbildungen
ISBN 978-3-608-96262-8

Mit Hilfe dieses Buches können Sie eine neue und hochwirksame Entspannungsmethode erlernen, sofort durchführen und die Intensität selbst bestimmen. Es enthält einfache Körperübungen, die auf sanfte Weise ein unwillkürliches Muskel- und Faszienzittern hervorrufen. Die entspannende Wirkung erfolgt augenblicklich, Stress, Verspannungen, Ängste und Schmerzen lösen sich auf.

»Ziel von Ulrike Balke-Holzberger war, Bercelis Methode weiterzuentwickeln. Dies ist ihr mit übersichtlicher Struktur und nachvollziehbarer Sprache beeindruckend gelungen. Das Buch dient damit auch jenen, deren neurobiologische Prozesse nach hoher Stressbelastung mit klassischen Methoden nicht immer und zeitnah erreicht werden.«

Prof. Dr. Ruthard Stachowske, Freie Psychotherapie

Fachbuch Klett-Cotta